儿童糖尿病106问

主　编：洪　靖

主　审：杨文英

副主编：张知新　邢小燕

参编人员（按姓名汉语拼音排序）：

安　娜　程盼贵　邓　昂　何一凡　洪　靖

马燕芬　石　劢　谢玲玎　邢小燕　张静茹

张知新　赵　芳　赵秋玲　周　瑾

北京大学医学出版社

ERTONG TANGNIAOBING 106 WEN

图书在版编目（CIP）数据

儿童糖尿病 106 问 / 洪靖主编. -- 北京：北京大学
医学出版, 2017.7
　ISBN 978-7-5659-1606-9

　Ⅰ.①儿… Ⅱ.①洪… Ⅲ.①小儿疾病－糖尿病－防
治－问题解答 Ⅳ.①R725.8-44

中国版本图书馆 CIP 数据核字（2017）第 099884 号

儿童糖尿病106问

主　　编：洪　靖
出版发行：北京大学医学出版社
地　　址：（100191）北京市海淀区学院路38号 北京大学医学部院内
电　　话：发行部 010-82802230；图书邮购 010-82802495
网　　址：http://www.pumpress.com.cn
E - mail：booksale@bjmu.edu.cn
印　　刷：北京天颖印刷有限公司
经　　销：新华书店
责任编辑：董采萱　　责任校对：金彤文　　责任印制：李　啸
开　　本：880 mm ×1230 mm　1/32　印张：3.875　字数：100 千字
版　　次：2017 年 8 月第 1 版　2017 年 8 月第 1 次印刷
书　　号：ISBN 978-7-5659-1606-9
定　　价：25.00元

序

　　儿童糖尿病严重危害患儿健康。不及时治疗会长期影响患儿生长发育，甚至导致患儿夭折；重症时发生糖尿病酮症酸中毒昏迷也可危及患儿生命。此外，儿童自我控制能力不如成人，不恰当的饮食和活动常引起患儿血糖剧烈波动，使他们饱受低血糖和高血糖的双重煎熬。同时，青春期使儿童的血糖控制更加困难。可见，儿童糖尿病治疗是多么不同于成人，其所面临的挑战有多么大！作为一名老医生，我深知儿童糖尿病患儿需要比成人糖尿病患者得到更多细心的呵护和关爱。

　　洪靖医生有多年从事糖尿病治疗的经验。她主编的这本《儿童糖尿病106问》由糖尿病专家、药学专家、心理学专家、牙周病专家、运动营养专家及护理专家共同编写。本书仔细回答了儿童糖尿病治疗中的诸多问题，是临床医生和患儿家属在处理糖尿病过程中有价值的参考资料。

　　希望它能为儿童糖尿病患儿的健康成长保驾护航！

李光伟
中日友好医院内分泌首席专家

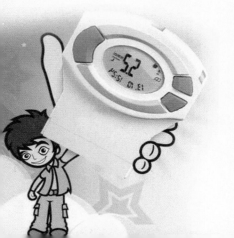

前　言

　　随着经济社会的快速发展和人民生活水平的日益提高，中国已经成为糖尿病第一大国，其中儿童糖尿病的发病率每10年翻一番。在我国，每10个糖尿病患者中就有1个是儿童，目前儿童糖尿病的发病人数占全部糖尿病人数的5％，且每年以10％的幅度上升。2008年11月14日，联合国糖尿病日的主题再次定为"儿童和青少年糖尿病"，儿童糖尿病已经越来越引起全社会的关注。但令人痛心的是，相当多的儿童在诊断糖尿病以后，没有得到积极有效的治疗，血糖没有得到很好的控制，这严重危害着儿童的身心健康和生活质量。一些糖尿病儿童还存在抑郁、抵触等心理问题。

　　儿童1型糖尿病往往起病较急，糖尿病症状比较明显，多以糖尿病酮症酸中毒症状作为首发症状；而儿童2型糖尿病大多起病隐匿，加上患儿体胖能吃，看上去营养状况良好，因而早期很容易被漏诊，不少孩子都是在出现并发症之后才查出糖尿病的。另外，患儿正处生长发育阶段，糖尿病造成的严重代谢紊乱还会影响患儿的生长发育。以低血糖和糖尿病酮症酸中毒为首的急性并发症和以视网膜病变、肾功能损害为主的慢性并发症正肆无忌惮地把它们的魔爪伸向可爱的"花朵"。普及糖尿病知识、加强糖尿病儿童的管理已成当务之急。

　　目前市面上成人糖尿病书籍中提及的治疗方法并不能完全适用于小儿，其原因在于儿童娇嫩的脏器决定了药物剂量以及治疗手段的个性化。另外，家长对糖尿病知识的需求也在不断增加。患儿随着成长，应该、也需要并可以逐渐了解糖尿病。因此，糖尿病的治疗不仅限于医院治疗，还涉及家庭治疗、患儿的自我治疗和学校治疗等诸多方面。

我作为一名从事诊治糖尿病多年的临床医生，积累了一些儿童糖尿病的临床体会，特编写了这本便于临床医生和家长、患儿共同参考的科普类手册。较之以往常见的儿童糖尿病书籍，本书更注重实用性与通俗性，主要体现在：首先，编写本书的初衷就是希望能帮助广大家长和患儿很好地认识糖尿病，在普及知识的同时，指导大家进行糖尿病的自我管理。本书分基础知识篇、监测篇、饮食篇、运动篇、护理篇、治疗篇、并发症篇进行阐述，共计7章106问。当读者遇到不清楚的问题时，可以查看本书的目录及时找到答案。其次，糖尿病是慢性病，对它的抗争是持久的。本书针对患儿的性格特点，增加了对儿童糖尿病患儿进行心理疏导治疗的章节，希望家长和孩子用积极的心态去面对糖尿病。再次，新增了糖尿病与牙周病的内容，同时为纠正认识中的误区，还特别对儿童糖尿病患儿血糖监测、饮食、运动以及使用胰岛素泵治疗方面的误区进行了剖析。最后，还有真实病例的分享。

此外，参加本书编撰的专家除北京中日友好医院儿科和内分泌科的医护人员，还包括北京口腔医院牙周病专家、北京中日友好医院主管药师、国家二级心理咨询师、专业的运动营养师等。各位专家都有丰富的临床经验。书中涉及广泛的专业知识，并立足国际最新临床指南的理念。我们力求使本书深入浅出、通俗易懂、准确可靠，切实帮助广大家长和患儿解答儿童糖尿病方面的问题，管理好病情。

本书在撰写过程中得到了北京大学宋华斐老师的认真审核，并得到北京大学医学出版社的大力支持，责任编辑为此付出了辛勤的劳动，我在此一并表示衷心的感谢。

限于水平，书中难免出现一些纰漏，恳请同行雅正及广大读者建言。希望本书能够为儿童糖尿病科普宣传做出一定贡献。

洪　靖

目　　录

一、基础知识篇

1. 什么是糖尿病?

如果家里孩子最近吃得多,胃口特别好,看见什么想吃什么,而且过一会儿又喊饿了,喝得也挺多,有些家长就认为是孩子该长身体了。我们并不否认这种判断,但要提醒一下广大的家长们,应该想一想孩子是否可能得了糖尿病。那么,什么是糖尿病呢?

糖尿病是由遗传因素、免疫反应、病毒感染和环境因素等多种致病因子作用于机体,导致胰岛功能减退和(或)胰岛素抵抗等而引发的糖、蛋白质、脂肪、水和电解质等一系列物质代谢紊乱的综合征。临床上以高血糖为主要特点,典型病例可出现多尿、多饮、多食、消瘦,即"三多一少"症状。糖尿病(血糖)一旦控制不好,会引发并发症,导致心、脑、肾、眼、足等部位的严重病变,且很难治愈。

(程盼贵 张知新)

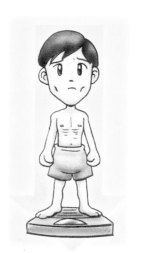
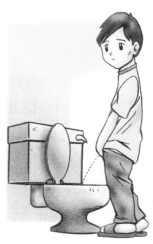

2. 什么是胰岛素？

胰腺位于腹腔深部，胃的后下方，紧贴腹后壁，呈条状，重50～75g。胰腺中具有内分泌功能的部分叫胰岛，由许多大小不等和形状不定的细胞团构成。人类的胰岛细胞按其染色和形态学特点，主要分为 α 细胞和 β 细胞。α 细胞约占胰岛细胞的 20%，分泌胰高血糖素；β 细胞占胰岛细胞的 60%～70%，分泌胰岛素。胰岛素促进葡萄糖、脂肪和蛋白质合成，而胰高血糖素加速糖原分解和脂肪分解。以肝糖原为例，胰岛素的作用是促进葡萄糖在肝中合成糖原，胰高血糖素的作用是促进肝糖原分解。当体内血糖浓度低的时候，胰高血糖素的分泌增加，促进肝糖原分解成葡萄糖，使体内血糖的浓度上升。当体内血糖的水平上升到一定浓度时，胰岛素的分泌就会增加，促进体内过量的葡萄糖合成肝糖原，使血糖保持在正常范围。糖尿病患者存在胰岛素和胰高血糖素两种激素的分泌异常。

（程盼贵　张知新）

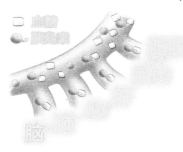

3. 小孩子也会得糖尿病吗？

小孩子也可以患上糖尿病。过去认为，2 型糖尿病是成人的疾病，在儿童青少年中发生的糖尿病主要是 1 型糖尿病。近年来由于不良生活习惯导致肥胖症增加，儿童青少年 2 型糖尿病发病率急剧上升。儿童糖尿病的发病人数大概占全部糖尿病人数的 5%。目前尚无儿童糖尿病的全国性流行病学调查资料。1997—2000 年，北京地区儿童 1 型糖尿病平均年发病率约为 1/10 万。2000 年以后，住院的 1 型糖尿病患儿人数呈现逐年增加的趋势。北京市 6～18 岁儿童青少年中 2 型糖尿病的患病率为 0.6/1000。既然小孩子会得糖尿病，那么它跟成人得的糖尿病一样吗？二者是同一种类型的吗？究竟糖尿病有哪几型呢？

（程盼贵　张知新）

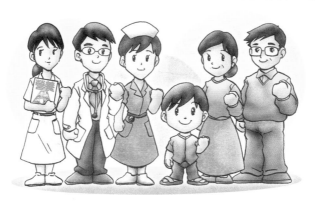

4. 糖尿病如何分型？

（1）1 型糖尿病

1 型糖尿病是因为胰岛 β 细胞功能受损导致胰岛素分泌明显不足。1 型糖尿病多发生于青少年，家里多无其他糖尿病患者。多数儿童 1 型糖尿病患者起病急骤，数天内突然出现明显多饮、多尿，每天饮水量和尿量可达几升，多食，但体重反而减轻。发病常因感染、饮食不当等诱因所致。年幼者常因嗜睡、遗尿及消瘦引起家长注意。多饮、多尿容易被忽视，有的患者直至发生酮症酸中毒后才来就诊。当患者来医院就诊时，胰岛功能检查可发现内源胰岛素分泌绝对缺乏以及免疫学标志物（谷氨酸脱羧酶抗体、胰岛细胞抗体、人胰岛细胞抗原 2 抗体等）阳性。因胰岛素分泌缺乏，需要依赖外源性胰岛素补充，以维持生命。

（2）2 型糖尿病

2型糖尿病的发病具有双重病因，即胰岛素分泌缺陷和胰岛素抵抗，且具有明显的遗传异质性，并受多种环境因素的影响。胰岛素是人体胰腺β细胞分泌的身体内唯一直接降血糖的激素。胰岛素抵抗是指体内周围组织对胰岛素的敏感性降低，外周组织如肌肉、脂肪对胰岛素促进葡萄糖吸收、转化和利用产生抵抗。肥胖、体内脂肪堆积，尤其是内脏脂肪积聚，是诱发周围组织胰岛素抵抗的常见原因。2型糖尿病多中年以后发病，但近来儿童和青少年的发病率正在不断增加。患者常合并其他代谢异常（如高甘油三酯血症、脂肪肝或高血压等）。大多数2型糖尿病起病隐匿，患者多肥胖，有2型糖尿病家族史。极少数为急性起病，表现为多尿、多饮、酮症，而需要暂时胰岛素治疗，在临床上应与1型糖尿病鉴别（表1）。大多数2型糖尿病患者通过饮食控制、运

表1　1型糖尿病和2型糖尿病主要鉴别要点

鉴别要点	1型糖尿病	2型糖尿病
起病	急性起病	起病隐匿
临床特点		
起病年龄	多<30岁	多>40岁
肥胖	体型多不胖	常肥胖
症状	烦渴、多饮、多尿	症状多不明显
并发症	体重下降等症状明显 常合并黑棘皮病、多囊卵巢综合征、脂肪肝、高甘油三酯血症	
遗传倾向	多无糖尿病家族史	多有2型糖尿病家族史
酮症	自发酮症倾向或DKA	通常没有自发酮症
C肽	低/缺乏	正常/升高
免疫学标志物ICA、GADA、IA-2A等）	常阳性	阴性
治疗	依赖胰岛素	改变生活方式，口服降糖药或用胰岛素
其他自身免疫性疾病	常合并	多无

注：DKA，糖尿病酮症酸中毒；ICA，胰岛细胞抗体；GADA，谷氨酸脱羧酶抗体；IA-2A，人胰岛细胞抗原2抗体

动及口服药物治疗可以获得良好的疗效，晚期患者可能最终需要胰岛素治疗。

（3）妊娠糖尿病

儿童糖尿病不包括这种类型。

（4）特殊类型糖尿病

这类糖尿病是病因相对明确的糖尿病，以前称之为继发性糖尿病。主要包括胰腺炎、胰腺切除等引起的胰腺病变，巨人症等内分泌疾病，应用糖皮质激素等药物后造成的高血糖，有胰岛素作用遗传缺陷的先天性疾病，以及一些少见的综合征，同时伴有血糖升高。

（程盼贵　张知新）

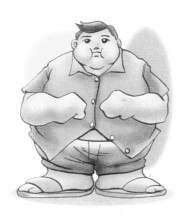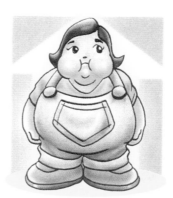

5. 什么样的儿童容易得糖尿病？

如果小孩的家里人患有糖尿病，或母亲在怀孕时患有妊娠糖尿病，孩子一般会比较容易患病。另外，如果孩子肥胖，或孩子的颈部、腋窝、大腿根部皮肤有黑色素沉淀、皮肤角化过度等，也会容易得糖尿病。最近一项来自上海1200多名3～6岁儿童睡眠时间与血糖水平关系的研究发现，幼儿每晚平均睡眠8小时或更少易发生高血糖，这种风险在肥胖的儿童中可能会更高。荷兰医学科学家指出，婴幼儿如果在出生后 3 年内体重和身高增长太快，那么在儿童期患 2 型糖尿病的危险性增大。可见，对于睡眠不足的儿童和生长过快的婴幼儿，要警惕糖尿病的发生。

（程盼贵　张知新）

6. 糖尿病的常见症状有哪些？

（1）多尿，小便次数增多。有些大孩子已很多年不尿床，患病时又出现尿床，且反复出现。

（2）经常口渴，喜欢喝水和饮料，有时候夜间也要起来喝水。

（3）进食量大，容易饥饿。以前不吃的东西也拿来充饥。不典型的隐匿发病患儿可表现为食欲降低。

（4）容易疲倦，浑身没劲儿，喜欢待在家里，拒绝外出，喜欢选择室内娱乐活动，喜欢蹲着或躺着看电视。

（5）体重减轻。有些孩子过去一直在控制饮食，但效果并不理想，最近突然出现体重下降。发病隐匿的患儿起病初期超重或肥胖，以后逐渐消瘦。部分孩子的颈部、腋窝、大腿根部有皮肤黑色素沉淀和皮肤角化过度。

（6）视物模糊。不少糖尿病患者在早期就诊时主诉视力下降或视物模糊，这可能因高血糖导致晶体渗透压改变，引起晶体屈光度变化所致。早期一般多属功能性改变，一旦血糖获得良好控制，视力可较快恢复正常。

（7）易感染，尤其是呼吸道、消化道及皮肤感染，如总是腹泻（拉肚子）等。

（8）皮肤伤口不易愈合，表现为伤口反复感染、渗出、久不愈合。

（9）糖尿病酮症酸中毒的症状：腹痛、恶心、呕吐、呼吸快而深、昏睡、神志不清，甚至昏迷。

多尿、多饮、多食和体重下降即"三多一少"。儿童和青少年 2 型糖尿病患者上述症状可不典型，或无症状。特别值得提醒大家的是，很多患儿初诊时出现多饮、多尿、而又厌食、困倦、恶心、呕吐、腹痛、周身痛，出现皮肤弹性差，呼吸深长、呼出气有烂苹果味儿，最后查出是糖尿病，家长对此却一无所知。如果出现糖尿病酮症酸中毒，病情急，这是很危险的。

（程盼贵　张知新）

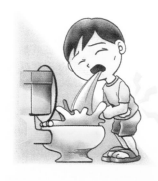
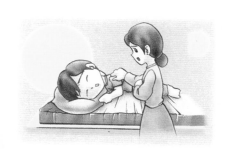

7. 糖尿病中最易误诊的症状有哪些？

儿童糖尿病患者起病较急，不少患者起病时并没有出现明显的多饮、多食、多尿和体重下降的症状，而是出现一些容易被误诊的症状，导致家长疏忽而耽误就诊，使病情加重，治疗难度增加。那么，儿童糖尿病容易被误诊的症状有哪些呢？

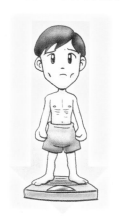

（1）在发病前几周或几个月，患儿反复出现呼吸道、泌尿系统或皮肤感染。

（2）腹痛、腹泻、频繁呕吐，常被误诊为急性胃肠炎、急性阑尾炎等。

（3）发热、呼吸困难，常误诊为上呼吸道感染、支气管炎等。

（4）精神不振、困倦、嗜睡，误以为是中枢神经系统感染等。

（谢玲玎）

8. 糖尿病的诊断标准是什么？

如果化验结果符合以下诊断标准，可以诊断为糖尿病。下面是 1999 年世界卫生组织（WHO）提出的糖尿病诊断标准：

（1）有糖尿病的症状且随机血浆血糖 ≥ 11.1mmol/L (200mg/dl)。随机血糖的定义是在 1 天中任何时候，无须考虑进餐时间。糖尿病的症状包括多尿、多饮、多食和不明原因的体重减轻。

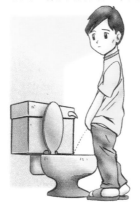

或有糖尿病症状且空腹血糖 ≥ 7.0mmol/L(即 126mg/dl)。空腹血糖指至少 8h 未摄入有热量的食物时测定的血糖。

或有糖尿病症状且口服糖耐量试验（OGTT）2h 血糖 ≥ 11.1mmol/L(即 200mg/dl)。葡萄糖儿童服量按 1.75g/kg 计算，但最大量为 75g。

（2）无糖尿病症状时，非同一天有两个数值达到上述标准。

（赵秋玲 张知新）

9. 1 型糖尿病的病因是什么？

1 型糖尿病(T1DM)是儿童期最常见的慢性疾病之一。其病因及发病机制十分复杂，尚未完全阐明。目前认为 T1DM 是在遗传背景的基础上，由一项或多项环境因素引起胰岛 β 细胞破坏，导致胰岛素分泌缺乏所致。胰岛素是我们体内唯一降血糖的激素，如果缺乏，就会出现糖尿病。那么，哪些因素在 T1DM 发病过程中起着重要的作用呢？

（1）遗传因素：我们这里讲的遗传是指遗传易感性，即 T1DM 患者的近亲发生 T1DM 的终生风险显著增加，但不代表百分之一百的遗传。也就是说，如果父母患有糖尿病，孩子更易患病。研究表明：同卵双胞胎中一人被诊断为 T1DM 的 10 年内，另一人发生 T1DM 的风险为 30%；60 岁前这两位都得 T1DM 的风险高达 65%。从表 2 的数字，您可以看出遗传的风险有多大。

表2 1型糖尿病的遗传风险

遗 传 背 景	发病概率
无家族史	0.4%
患病母亲的子女	1%~4%
患病父亲的子女	3%~8%
双亲都患病的子女	30%
患者的非双胞胎兄弟姐妹	3%~6%
患者的异卵双胞胎兄弟姐妹	8%
患者的同卵双胞胎兄弟姐妹	30%~65%

（2）免疫因素：在 T1DM 患者的血液中可查出多种自身免疫抗体，如谷氨酸脱羧酶抗体（GAD 抗体）、胰岛细胞抗体（ICA 抗体）等。这些自身抗体错误地攻击并损伤胰腺中正常的 β 细胞，受损的 β 细胞无法正常分泌胰岛素，引发 T1DM。

（3）环境因素：不是所有 T1DM 患者的同卵双胞胎兄弟姐妹都发展为糖尿病。可见，遗传因素需与环境因素配合才会导致 T1DM。这些环境因素可能包括：

1）病毒感染：T1DM 发病之前的一段时间内常常伴有病毒感染。可能的病毒有腮腺炎病毒、风疹病毒和柯萨奇病毒等。

2）化学物质及药品：有些化学物质或药品（如苯异噻二嗪和四氧嘧啶等）可以侵入胰岛 β 细胞，导致胰岛 β 细胞破坏。

3）饮食：过早应用牛奶等代乳品喂养或过早添加谷物等辅食可能增加患 T1DM 的风险。维生素 D 缺乏也可增加患 T1DM 的风险。

4）围生期因素：先兆子痫、新生儿呼吸系统疾病、新生儿 ABO 溶血和新生儿黄疸等可增加患 T1DM 的风险。

（何一凡）

10. 2型糖尿病的病因是什么？

与 T1DM 相比，2 型糖尿病(T2DM)的遗传因素作用更大，同时还受到环境和代谢等后天多种因素作用的影响。成人 T2DM 以胰岛素抵抗为主，伴有胰岛素分泌不足，或者以胰岛素分泌不足为主，伴有胰岛素抵抗，从而引起糖代谢紊乱而导致血糖升高。

儿童与成人的患病基础可能是相同的，但是研究表明，儿童青少年 T2DM 发病的危险因素还有以下特点：

（1）遗传基因：T2DM 遗传涉及多个基因，如胰岛素受体基因、胰岛素受体底物基因和过氧化物酶增殖物激活受体基因等，这些基因都可能参与 T2DM 的发生。T2DM 的遗传性更为明显。有调查显示，同卵双胞胎中一人患病，另一位得病的概率大约是 90%；T2DM 患者子女的患病风险比父母没有糖尿病的人高 5～10 倍。

（2）年龄：T2DM 患病率与年龄增长呈正相关。研究表明，年龄每增长 10 岁，糖尿病患病率增加 1～2 倍。

（3）种族：T2DM 患病率在不同种族间有较大差异，如我国台湾地区高山族人患 T2DM 的危险性是客家人的 1.44 倍，是闽南人的 1.27 倍。

（4）肥胖：儿童肥胖和超重被认为是最常见的 T2DM 的起因。研究发现，无论男女，超重者 T2DM 患病率都显著高于非超重者，前者是后者的 3～5 倍。苹果型肥胖（脂肪主要集中于腹部）较梨型肥胖（脂肪主要集中于臀部和大腿）更易引起胰岛素抵抗和血糖异常。

（5）母亲妊娠糖尿病：母亲孕期患糖尿病，孩子在出生前就暴露于高血糖环境，可能增加患 T2DM 的风险。

（6）出生体重：出生体重与 2 型糖尿病呈 U 形相关。低体重新生儿（<2.3kg）在成长期更容易发生糖尿病，可能是因为母亲营养不良或胎盘功能不良会阻碍胎儿胰岛 β 细胞的发育。高出生体重（>4.0kg）可能也会增加患糖尿病的风险，这可能与母亲孕期血糖升高相关。

（7）生活方式与行为因素：体力活动减少、高脂高热量饮食的摄入、吸烟、过量饮酒、精神紧张、睡眠不足等都可增加 T2DM 的患病风险。

（何一凡）

11. 常见升高血糖的因素有哪些？

（1）吃得多：饮食的消化吸收是血糖的根本来源，这也是强调糖尿病患者需要限制饮食的原因。如果经常进食过量而消耗不足，能量就会转化为脂肪储存在身体里，一旦胰岛细胞不堪重负，血糖就会高起来。

（2）睡不够：不管是失眠还是熬夜，如果睡眠不足，血糖就会升高。芝加哥大学的考特博士研究发现，健康人每天只睡 5.2h，连续 8 天，就会使胰岛素敏感性降低 40%。

（3）脾气躁：人体有一套复杂的激素系统可以调节血糖。当人们处于发怒、暴躁等不良情绪当中时，随着肾上腺素等激素水平的升高，血糖也会升高。

（4）压力大：精神长期处于紧张状态下，交感神经兴奋，人体内多种激素分泌就会紊乱，这对血糖来说也是个坏消息。

（程盼贵　张知新）

12. 血糖的控制目标是多少？

我们一直在强调控制血糖，那么血糖到底控制到什么水平呢？糖尿病的治疗目标是什么？儿童和青少年 T2DM 的控制目标为保持正常生长发育，避免肥胖或超重，在避免低血糖的前提下，空腹血糖小于 7.0mmol/L，糖化血红蛋白（HbA_1c）尽可能控制在 7.0% 以下。但美国糖尿病学会最新的指南建议。儿童和青少年 T1DM 的血糖控制目标更宽松,详见表3。对于儿童和青少年 T1DM 患者，HbA_1c 的控制目标和成人有所不同，因为这部分人群血糖多变、不易控制，而且在发育中的大脑比成年人的大脑更容易受到低血糖的损害，所以血糖控制不宜过分严格。另外，血糖控制目标需要个体化，每位患者不太一样，请咨询您的医生。如果有频发低血糖或存在不能察觉的低血糖时，血糖目标需要调整。

表3　儿童和青少年1型糖尿病控制目标

血糖目标值范围		HbA₁c(%)	其他
餐前	睡前/夜间		
5.0～7.2 mmol/L (90～130 mg/ dl)	5.0～8.3 mol/L (90～150 g/ dl)	<7.5	如果没有频发的低血糖，HbA₁c<7.0% 也是合理的

（马燕芬　赵　芳）

13. 如何预防儿童糖尿病？

我国儿童患糖尿病的人数已经超过了千万，并且每年还以10%的速度不断增长，面对这个"红色预警"，如何预防儿童糖尿病至关重要。下面我们就谈一些预防儿童糖尿病的措施。

（1）预防儿童糖尿病，孕妈妈如何做？

1）孕前准备

夫妻二人经过心理和生理的调整准备踏入"造人历程"啦！这时千万要记得有必要找医生咨询一下。

① 既往血糖异常或已经确诊糖尿病的妇女需要请专科医生进行孕前评价，必要时需进行糖尿病并发症的筛查。

② 既往有用药史的妇女（如降压药、降糖药、减肥药等），需向专科医生进行药物合理应用的咨询，推荐孕前及孕早期补充叶酸。

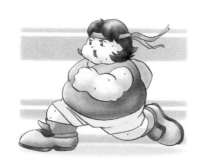

③ 对于超重、肥胖、高血压、血脂异常的妇女，推荐妊娠前进行体重、血压、血脂、血糖的评估。

2）准备好啦，小生命悄然而至

小生命要孕育280天，这里有惊喜，也有紧张。为了孕育健康的宝宝，孕妈妈要注意啦。

① 规律产检。

② 筛查血糖，及早发现血糖异常并早期治疗，使血糖控制达标。

③ 注意营养均衡，合理运动及管理体重，避免生出巨大儿或低体重儿。

（2）预防儿童糖尿病，宝宝的妈妈要注意什么？

宝宝诞生啦！

经过 40 周的努力，迎来了健康的宝宝。宝宝的妈妈不能松懈，要继续加油！

① 提倡母乳喂养，合理添加辅食（6 个月前纯母乳喂养，6 个月后添加辅食），这可降低孩子患糖尿病的风险。

② 规范疫苗接种，避免感染对胰岛细胞的损害。

③ 记录宝宝成长日志，检测身高、体重、发育情况，避免喂出个胖宝宝。如有异常，及时就医，早发现、早干预。

（3）学龄儿如何预防儿童糖尿病？

儿童糖尿病的发生除了与先天遗传因素有关，还受环境、肥胖等后天因素的影响，更应积极预防。

① 合理膳食，纠正孩子的不良饮食习惯，减少高脂、高热量食物(如洋快餐、油炸食品、冰激凌、饮料等)的摄入，应摄入适量蛋白，选择纤维素含量高的食品(如蔬菜)，合理摄取新鲜蔬菜、水果以及瘦肉、鱼类、杂粮等。

② 加强体育锻炼，多做户外运动，如慢跑、游泳、骑自行车等有氧运动，减少静坐时间，如与电视、电脑和电子游戏长时间接触。

③ 控制孩子的体重，避

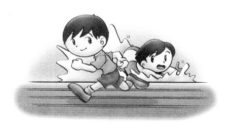

免超重和消瘦。

④ 增强体质，避免感染，避免接触对胰岛细胞有伤害的环境、化学制剂和药品。

⑤ 改变生活方式与行为因素，避免孩子吸烟、过量饮酒、睡眠不足。

⑥ 注意其他代谢性疾病的预防和监控，如高血压、高脂血症。

⑦ 提倡家长陪同孩子一起进餐、运动，并共同参加集体活动。促进家长和孩子有良好的沟通，保持家庭和睦、积极、向上，避免孩子性格抑郁、精神紧张。

⑧ 家长应加强学习糖尿病知识，正确认识孩子的成长变化，一旦发现孩子身体出现异常，如肥胖或干吃不胖、多汗、口渴、尿多、倦怠乏力等，请及时咨询专科医生，尽早发现糖尿病，及早干预。

（何一凡）

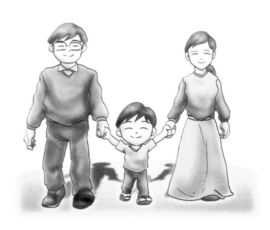

二、监测篇

14. 如何为患儿测血糖？

糖尿病患儿的血糖检测十分重要。那么，血糖检测的方法有哪些？具体步骤是什么？操作时应该注意哪些问题呢？

（1）备好下面这些东西：血糖仪、采血笔、血糖试纸、乙醇棉片（或 75%的乙醇溶液和消毒棉签）、血糖监测日记本。

（2）检查仪器：检查血糖仪外观是否完整，电量是否充足，血糖仪编码是否与试纸编码相匹配，试纸开盖日期及有效期，采血针头的有效期。

（3）备好穿刺部位：注意穿刺部位皮肤有无瘢痕；清洁并干燥双手；温暖并按摩手指以增加血液循环；将手臂短暂下垂，让血液充分流至指尖。

（4）调节仪器：将采血针装入采血笔中，根据手指皮肤厚度选择穿刺深度，将试纸插入血糖仪中。

（5）测试：用 75%的乙醇棉签或棉片螺旋消毒采血手指→用拇指顶紧要采血的指间关节→采血笔在指尖一侧贴近皮肤刺破手指等待适量血流出→将第一滴血抹去不要→将血样放在血糖试纸吸血处等待吸血（有些血糖仪需先将试纸插入血糖仪中，再将血滴在试纸上）→几秒或十几秒之后，从血糖仪上读出血糖值。

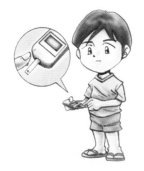

（6）记录：测血糖的日期、时间，与进餐时间的关系（餐前还是餐后），血糖测定的结果，血糖值与药物的关系，影响血糖的因素，低血糖事件等。

（马燕芬　赵　芳）

15. 测血糖的注意事项有哪些？

（1）操作前详细阅读血糖仪和血糖试纸使用说明书。

（2）注意查看试纸是否在有效期内，并将血糖仪编码调到和试纸一样，否则会影响检测的准确性。

（3）手指消毒后，一定要等乙醇挥发完全后再采血。

（4）刺破手指后勿加力挤压，以免组织液被挤出混入血样而影响测试结果。

（5）采血部位要交替轮换，不要长期刺扎一个地方，以免形成瘢痕。

（6）在手指侧边采血疼痛较轻且血量充足。

（7）从瓶中取出试纸后，立即盖紧瓶盖。试纸应干燥、避光和密封保存，未用过的试纸始终储存在原装筒内。勿将已用过的试纸混装在现用的试纸筒内。

（8）血糖检测完毕后，应立即将使用过的试纸及采血针妥当丢弃，不可反复使用。

（马燕芬　赵　芳）

16. 什么时候测尿酮体？

大家在关注血糖的时候可能也接触过尿酮体这个名词，那么出现什么情况时需要测一下尿酮体呢？糖尿病患者出现下述情况时，要自测尿酮体：

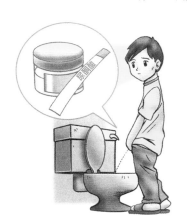

（1）血糖超过 13.9mmol/L；

（2）因各种原因停止治疗时；

（3）伤风感冒或身体不适；

（4）呕吐或胃部不适；

（5）患感染性疾病；

（6）手术前后；

（7）妊娠；

（8）极度紧张。

若尿酮体为"++"或40mg/dl以上，应迅速到医院就诊。

（马燕芬　赵　芳）

17. 什么时候测尿糖？

糖尿病之所以被称为糖尿病，是因为尿里含糖。那么需不需要测一测尿糖呢？什么时候测尿糖呢？

在受条件所限无法检测血糖时，患者可采用尿糖测定来进行自我检测。尿糖能够在某种程度上反映血糖水平。通常是测定三餐前和睡前尿糖，或每周测定1～2天不同时间段的尿糖。尿糖的控制目标是任何时间尿糖均为阴性，但是尿糖监测对发现低血糖没有帮助。特殊情况下，如肾糖阈升高（如老年人）或降低（妊娠）时，尿糖监测对指导治疗意义不大。

（马燕芬　赵　芳）

18. 什么是糖化血红蛋白（HbA$_1$c）？为什么要检测HbA$_1$c？

HbA$_1$c是人体血液中红细胞内的血红蛋白与血糖结合的产物，是内分泌科医生诊治糖尿病的得力助手，是医生判断糖尿病治疗效果的"观察哨"和"侦察兵"。

人们进食后，被肠道吸收进入血液中的葡萄糖（血糖）会附着在血红蛋白上，产生糖化反应，于是形成HbA$_1$c。它不仅可在糖尿病患者的血液中产生，也可在健康人中产生。血中糖的含量越多，血红蛋白被糖化的数值就越高，HbA$_1$c的含量也就越高。葡萄糖一旦附着在血红蛋白上，就不会与之分开，直至红细胞死亡，但新生的红细胞又可被糖化，所以在任何时候糖化血红蛋白都是血糖高低的"见证"。

检测HbA$_1$c所反映的平均血糖水平要比只测空腹血糖、餐后2小时血糖和24小时尿糖定量更准确。血糖和血红蛋白结合生成HbA$_1$c是不可逆反应，与血糖浓度成正比，且保持120天左右，因此，测定它可准确反映最近 2～3 个月以来的平均血糖水平，为制订下一步治疗方案提供科学依据。当血糖正常时，HbA_1c 的数值为 4.0%～6.0%。HbA_1c 每增加 1%，就相当于平均血糖增加 1.1～1.7mmol/L。由于 HbA_1c 相当稳定、不易分解，且不受抽血时间、患者是否空腹、是否使用胰岛素等因素的影响，所以是判定糖尿病患者长期血糖控制情况的良好指标。如果空腹血糖或餐后血糖控制得不好，HbA_1c 就不可能达标。

（赵秋玲　张知新）

19. HbA_1c 升高的害处是什么？

HbA_1c 升高对人体的影响是多方面的。它会改变红细胞对氧的亲和力，使组织与细胞缺氧，加速心脑血管并发症的形成。若眼睛内的晶状体被糖化，可引发白内障。HbA_1c 会引起肾小球基底膜增厚，诱发糖尿病肾病。HbA_1c 升高还会引起血脂和血黏度升高，是心脑血管病发生的重要因素。1977—1997 年，英国 23 个临床中心对 5102 例 2 型糖尿病患者开展的前瞻性糖尿病研究 (UKPDS) 发现，HbA_1c 水平仅降低 1%就可获得以下效果：使糖尿病相关并发症的发生风险降低 21%，糖尿病相关死亡率降低 25%，患者总死亡率降低 17%；患者发生心肌梗死的风险降低 18%，脑卒中风险降低 15%，眼病和肾病的风险降低 35%。这警示 HbA_1c 的数值特别高时，患者可能要发生糖尿病并发症，如糖尿病酮症酸中毒、心脑血管意外、眼底病变和糖尿病肾病等，要采取积极的防治措施，避免病情进一步恶化。

（赵秋玲　张知新）

20. 监测 HbA_1c 的频率是怎样的？

关于 HbA_1c 的监测频率，我国糖尿病协会和美国糖尿病协会均建议血糖控制满意而且稳定的糖尿病患者每年至少检测两次，而对于更改治疗方案及血糖控制水平不稳定者，应该每 3 个月检测一次。国际糖尿病联盟指南建议每 2～6 个月检测一次 HbA_1c。

（赵秋玲　张知新）

21. 什么是糖化血清蛋白(GSP)？

血液中的葡萄糖与白蛋白和其他蛋白质分子 N 末端发生非酶促糖化反应，形成 GSP。由于血清中白蛋白的半衰期约 21 天，故所有 GSP 测定可有效反映患者过去 1～2 周内平均血糖水平，其数值与 2～3 周前的平均血糖浓度相关。

由于血清蛋白的半衰期比红细胞短，所以 GSP 可在血糖降低后 1 周左右降低，而 HbA_1c 的变化在 4 周甚至 8 周之后才能被测到。如果近来血糖没有得到很好的控制，GSP 可以明显升高，而 HbA_1c 可能没有明显变化。GSP 水平不受当时血糖浓度、年龄、饮食、药物、妊娠等急性变化的影响，对血糖浓度的临时波动反应不敏感，克服了单次血糖测定的不稳定性，是反映糖尿病患者近期内血糖控制水平的一个灵敏、可靠的指标。但对于白蛋白浓度发生变化（如肾病综合征、肝硬化、异常蛋白血症）的患者，GSP 结果不可靠。

GSP 的正常值：①NBT 法：＜285μmol/L(以 ^{14}C 标化的 GSP 为标准参照物)。②酮胺氧化酶法：122～236μmol/L。

（赵秋玲　张知新）

22. 初诊儿童糖尿病的评估项目是什么？

面对初诊的儿童和青少年糖尿病患者，家长需要明白医生一般要从以下几个方面来进行初步评估。

（1）血糖：需要检测空腹及餐后 2 小时血糖。糖尿病诊断标准见问题 8 "糖尿病的诊断标准是什么？"，糖尿病控制标准见问题 12 "血糖的控制目标是多少？"。

（2）尿糖：次尿是指每餐前及睡前留尿测尿糖的尿液(每日 4 个次尿)，段尿是指两次尿之间所收集的尿液（每日 4 个段尿）尿糖测定见问题 17 "什么时候测尿糖？"。

（3）糖化血红蛋白和糖化血清蛋白：这两个指标是判断患儿长期血糖控制情况的可靠指标，详见问题 18 "什么是糖化血红蛋白（HbA_1c）？为什么要检测 HbA_1c？"和问题 21 "什么是糖化血清蛋白（GSP）？"。

（4）口服葡萄糖耐量试验（OGTT）：血糖异常升高但又未达到糖尿病诊断标准，为明确是否为糖尿病，可以采用口服葡萄糖耐量试验。在测血糖的同时检测各时段的胰岛素及 C 肽水平以了解患者的胰岛 β 细胞功能。明确诊断糖尿病的患者行馒头餐或正常餐试验。

（5）血脂：未经治疗者血脂显著升高。

（6）尿酮体：见问题 16 "什么时候测尿酮体？"。

（7）病情重的糖尿病酮症患儿初诊还需做血电解质、血气分析等检查，明确有无糖尿病酮症酸中毒。

（8）与成人不同的是，对于儿童和青少年患者，还特别需要了解生长发育情况，如头围、胸围等。有的初诊糖尿病患儿可能已经出现糖尿病的慢性并发症，如糖尿病肾病、糖尿病视网膜病变、糖尿病神经病变等。因此，初诊糖尿病患儿还要进行糖尿病并发症的评估。

1）糖尿病视网膜病变：有数据表明，20%新诊断的 2 型糖尿病患者合并糖尿病视网膜病变。临床上多依靠散瞳后眼底镜、彩色眼底照相和眼底荧光血管造影检查来判定糖尿病视网膜病变。建议定期进行视网膜病变筛查。详见问题 96 "多久检查一次眼底呢？"。

2）糖尿病肾病：糖尿病肾病早期无明显的临床症状，定期检测尿微量白蛋白可早期发现糖尿病肾病。详见问题 98 "怎样早期发现糖尿病肾病呢？"。

3）糖尿病神经病变：国外文献报道，2 型糖尿病患者在初诊时即有 7%~8%存在糖尿病神经病变，病程 25 年后这一概率增至50%。诊断主要根据症状、神经系统检查等。详见问题 101 "糖尿病神经病变如何防治？"。

（赵秋玲　张知新）

23. 糖尿病患儿应定期做哪些检查项目？

一般患儿应每 2~3 个月到糖尿病专科门诊复查一次。每次复查携带病情记录本，以利于医生了解病情，作为指导治疗的依据。每次就诊应测量身高、体重、血压，定期检测尿常规、空腹血糖、餐后 2 小时血糖和糖化血红蛋白。为了早期发现慢性并发症，应定期检测血脂谱、尿微量白蛋白、眼底以及胰岛功能等，并注意监测血压的变化。

如果患者为 1 型糖尿病，建议在诊断时测定甲状腺功能和甲状腺自身抗体。若存在甲状腺功能减退，应该采用甲状腺激素替代治疗，以免影响其生长发育。若甲状腺功能正常，必要时复查。

（谢玲玎）

24. 血糖监测有哪些误区？

糖尿病治疗的"五驾马车"一个都不能少，包括糖尿病教育、合理膳食、适量运动、科学用药和病情监测。其中，血糖监测是了解病情变化的重要手段。但是，不少糖尿病患者对血糖监测不够重视，经常会走入误区。

误区一：贪图便宜，随便买一个血糖仪。

某些生产血糖仪的厂家以赠送血糖仪、低价出售试纸的方式诱导糖尿病患者购买其产品，但是这些血糖仪往往缺乏品牌保障，售后服务欠完善，血糖测定结果波动大。如果测量结果不准确，势必会影响到对病情的正确判断，特别是将低血糖测成了高血糖，后果不堪设想。

误区二：检测前是否需要调码。

有研究显示，错误调码可造成血糖检测结果的误差高达 43%。这不仅降低了血糖测定结果的准确性，还影响医生的正确诊断，使患者的病情不能及时控制。令人欣慰的是，有些血糖仪无需调码（即免调码血糖仪），不妨选用这种血糖仪。如果所选择的血糖仪需要调码，请一定记住检测前调码。

误区三：仅凭一次血糖检测，就主观判断自己的病情。

仅凭一次测量结果，就影响情绪，自行调整药物，这是非常危险的。饮食、运动、情绪、睡眠、服药等因素的变化都可能影响血糖的测量结果。糖尿病治疗方案的调整最好是以一段时间的多次血糖监测数据作为依据。一些血糖仪具有较长时间的血糖数据记忆功能，并能计算 7 天、14 天、28 天血糖平均值。通过记录空腹及餐后血糖，可以全面了解一段时间内血糖控制的情况及变化规律，将其做好记录可以帮助医生了解患者的血糖控制情况，便于其制订合理的治疗方案。可能的话，在测定血糖的时候，将进餐及运动情况一并记录。

误区四：随便找时间检查。

检查空腹血糖和餐后血糖的时间不是随意的，而是有要求的。检查空腹血糖的时间最好在早上 6—8 点，患者要保证空腹 8～12 小时，超过 12 小时的"超空腹"状态会影响检测结果。检测餐后 2 小时血糖是从吃第一口主食算起的 2 个小时。请注意按平时饮食习惯吃饭，降糖药照常服用。

误区五：检查前停用降糖药。

有些患者误认为停药后测血糖才能反映病情的真实状况。实际上，检测血糖的目的是检查用药后血糖变化的情况，如果停药后再测血糖，不仅不能作为医生判定血糖控制情况的依据，还可能引起血糖波动，加重病情。需要提醒患者的是，服用降血糖的药物会导致血糖降低。因此，患者空腹测血糖前最好不要吃药。

误区六：关注空腹血糖，却忽视餐后血糖及糖化血红蛋白。

大多数糖尿病患者虽然能做到监测自己的血糖，但是往往只查空腹血糖，却忽视了餐后血糖，这是不全面的。其实，餐后血糖与空腹血糖同等重要，甚至更重要。这是因为中国人的饮食中碳水化合物(粮食)比较多，最容易导致餐后血糖升高。仅按照空腹血糖来进行治疗是远远不够的。如果应用胰岛素，还需加测餐前以及吃药前的血糖，以了解血糖的变化趋势及特点，及时调整用药剂量，避免发生低血糖。

那么怎样做才能客观地反映真实的血糖水平呢？首先，建议一天中多点监测，例如空腹、餐后和睡前，每天多次监测有助于充分了解血糖水平的变化情况。此外，仅仅日常监测血糖是不够的。如前所述，血糖受很多因素影响，会出现波动。指尖或静脉血糖反映的是在抽血这个时间"点"的血糖水平，而糖化血红蛋白反映的则是最近两三个月这"一段时间"的平均血糖，因此不容易受偶尔一次饮食、运动等外界因素的影响。这就减少了医生被单一血糖值误导的危险，有助于医生充分了解患者的血糖控制水平，评估患者病情并制订治疗方案。监测血糖和检测糖化血红蛋白都是很有必要的。

误区七：检测血糖前过分节食。

有的患者为了得到理想结果而在检查前一天过分节食，此时所测的血糖结果可能偏低一些，但却不能代表平常血糖控制的真实情况。为保证检查结果真实可信，检查前一天用药和进餐应与平常一样，并保证夜间睡眠良好，情绪稳定。

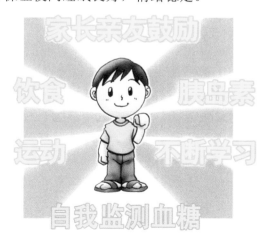

误区八：监测血糖随意性强，没有一定的规律或不清楚如何监测。

大多数糖尿病患者只在自己有时间的时候才监测血糖，很随意，但这种监测的效果是有局限性的。其实，随意检测血糖的方法只适于在新吃一种食物，不知道其对自己的血糖影响如何，或者自己感觉不舒服，担心低血糖或血糖过高时使用。

（马燕芬　赵　芳）

三、饮食篇

25. 什么是儿童糖尿病营养治疗？

营养治疗是糖尿病综合治疗中不可缺少的一部分。儿童处在生长发育期，其营养治疗具有特殊性：一要达到控制血糖、血脂和体重的目的；二要保证儿童正常生长发育的需要；三要维持儿童食物摄入量、用药剂量和活动量三者的平衡，平稳地控制血糖，避免血糖波动过大或低血糖。

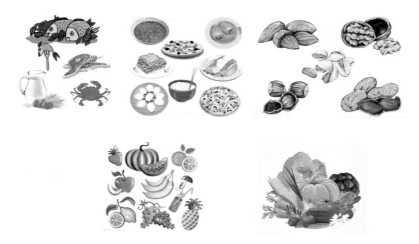

糖尿病患儿需终生控制饮食，请营养师根据您孩子的情况量身定做一个饮食计划。营养治疗的饮食计划应该以家庭饮食习惯和食物营养价值为基础，根据生长发育的需要进行调整。患儿一经诊断即应开始营养治疗，年幼儿童每3～6个月更新一次营养治疗方案，较大的儿童和青少年每6～12个月更新一次方案。

（石 劢）

26. 儿童糖尿病营养治疗的原则有哪些？

（1）糖尿病患儿正处于生长发育时期，不应严格限制热量摄入，而应满足其需要。幼儿的热量摄入宜稍高，随着年龄的增长要适当增加饮食量。

（2）结合患儿的年龄、身高、体重、营养状况、发育情况、平时饮食习惯、活动量、血糖、药物及有无并发症等情况，制订个体化饮食计划。

（3）饮食要定时定量、少量多餐，除一日三顿正餐外，最好再加餐2～3顿，避免暴饮暴食。

（4）营养均衡，食物多样，保证正常生长和青春期发育，使患儿能够与同龄儿童一样参加各种活动。

（5）维持血糖、血压和血脂，使其达到或接近正常值，防止低血糖，防止或延缓并发症的发生与发展。

（石 劢）

27. 您了解食物中的营养成分吗？

食物中含有的营养成分简称为营养素，是机体维持生存、生长发育、体力活动和身体健康所必需的物质。食物进入胃肠道，经过消化、吸收，各种营养素被血液运送到身体各主要器官，为细胞提供所需养分。人体所需的营养素有蛋白质、脂类、糖类（碳水化合物）、维生素、矿物质、膳食纤维和水分七大类。其中，蛋白质、脂类、碳水化合物因为需要量多，在膳食中所含的比重大，称为宏量营养素。矿物质和维生素因需要量较少，在膳食中所占比重也小，称为微量营养素。中国营养学会推荐营养素的摄入量见附录4。下面就具体谈谈这些营养素。

（1）碳水化合物

碳水化合物亦称糖类，是三大产能营养素中最主要、最经济的能量来源。请记住，碳水化合物还是唯一直接维持大脑功能的能量来源。《中国糖尿病医学营养治疗指南（2013）》建议，碳水化合物供给量应占总热量摄入的 45%～60%。碳水化合物的主要食物来源有谷物（如水稻、小麦等）、水果（如苹果、西瓜等）、干豆类（如绿豆、红小豆等）和根茎蔬菜类（如山药、土豆等）。

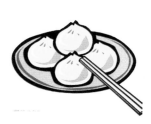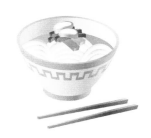

（2）蛋白质

蛋白质是生命的物质基础，是构成机体组织、器官的重要成分，为人体提供能量，参与调节多种生理功能。根据中国营养学会推荐的蛋白质摄入量：不足 6 个月的婴儿每千克体重摄入 1.25～2.25g，6～12 个月的婴儿每千克体重摄入 1.15～1.25g，1 岁以上至 15 岁的儿童每千克体重摄入 0.92～1.15g。一般来说，蛋白质的摄入量占饮食总热量的 15%～20%就能满足儿童的需要。鱼肉、虾肉、禽肉、瘦畜肉、牛奶、蛋类、豆类及豆制品等都是蛋白质的良好来源。

（3）脂肪

脂肪作为体内能量贮存库，有提供热能、维持体温、参与机体代谢等作用。但如果脂肪摄入过量，会导致肥胖，促进高脂血症、动脉硬化等慢性病的发生。因此，《中国糖尿病医学营养治疗指南（2013）》建议，儿童或青少年的脂肪摄入量不应超过总热量的 30%，每日胆固醇的摄入量应不超过 300mg。脂肪的主要来源是烹调用油脂，如日常食用的豆油、花生油、芝麻油等以及坚果类食品（如核桃、瓜子等）。

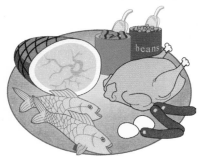

（4）维生素

维生素又名维他命，通俗来讲即维持生命的物质，是维持人体生命活动所必需的一类有机物质。虽然维生素在体内的含量很少，但不可或缺。维生素分为脂溶性维生素和水溶性维生素两类。脂溶性维生素包括维生素 A、维生素 D、维生素 E、维生素 K 等，主要存在于动物性食品和植物种子中；水溶性维生素有 B 族维生素和维生素 C，主要存在于蔬菜、水果和粗加工的谷类中。儿童饮食均衡，不偏食、不挑食，一般来说维生素不会缺乏。这里仅介绍维生素 D。

有研究表明，维生素 D 除了维持人体内钙离子平衡外，还通过抑制全身的炎性反应，促进胰岛素分泌及减少胰岛素抵抗，对 1 型糖尿病和 2 型糖尿病可能具有预防和治疗的作用。中国营养学会对维生素 D 的推荐摄入量是 0～10 岁儿童每天摄入 10μg（400IU），11～18 岁儿童青少年每天摄入 5μg（200IU）。最经济有效的维生素 D 来源是每天手脚露出 30cm，在阳光下晒 30 分钟。此外，富含维生素 D 的食物包括鱼肝油、各种富含油脂的鱼类（如鲱鱼、三文鱼、金枪鱼、沙丁鱼、秋刀鱼、鳗鱼、鲶鱼等）、蛋黄、各种全脂奶、奶酪等（注意：脱脂奶中含量甚微，而强化 AD 奶中含量较高）。

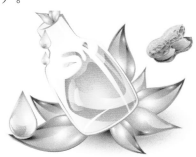

（5）矿物质

矿物质在人体内不能自行合成，必须通过膳食进行补充。合理搭配膳食，营养均衡，避免偏食、挑食及全素食，矿物质就不会缺乏。这里介绍几种与儿童生长发育关系密切的矿物质。

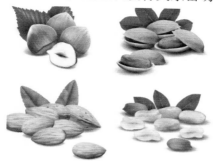

1）钙：钙是骨骼的构成元素，摄入不足会造成骨骼发育延迟、骨质疏松、骨折等疾病。中国营养学会推荐的每日钙摄入量为：0～6个月龄300 mg，7～12个月龄400 mg，1～3岁600 mg，4～10岁800 mg，11～18岁1000 mg。钙的最佳食物来源是牛奶、酸奶等奶制品，以及芝麻酱、虾皮和豆制品等。

  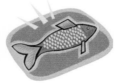

2）铬：食物中的铬是二价和三价铬，在糖代谢和脂代谢中发挥一定的作用。铬中毒是指有强氧化性的六价铬引起的皮肤和呼吸道损害，电镀工人是易感人群。铬是人体必需的微量元素之一，儿童推荐摄入量是每日20～40μg。铬含量比较高的食物有小麦、牛肉、鸡蛋、花生、蘑菇、乳制品等。

3）镁：镁是人体所必需的矿物质，它参与体内多种物质代谢。镁离子还对神经系统和肌肉系统有重要作用。镁缺乏主要表现为情绪不安、易激动、手足抽搐等。镁的推荐每日摄入量为：1～3岁200 mg，4～6岁300 mg，7～10岁500 mg，11～18岁700 mg。镁主要存在于谷类（如小米、玉米等）、豆类（如黄豆、豆腐等）、蔬菜及菌类（如冬菜、蘑菇等）、水果类（如杨桃、桂圆）、花生、芝麻、虾米等海产品中。

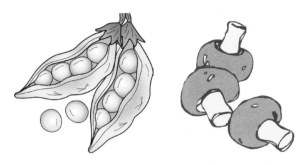

4）锌：锌促进生长发育，特别在大脑发育、保持正常的味觉和食欲中发挥重要的作用。锌缺乏导致儿童生长发育障碍，会影响儿童神经行为的发育，还使儿童容易感染。锌的推荐每日摄入量为：1～6 岁 23 mg，7～10 岁 28 mg，11～18 岁（男孩）37～45 mg，11～18 岁（女孩）34～37 mg。牡蛎、鱼、动物肝、肉、蛋、粗粮、干豆、核桃、瓜子等食物锌含量丰富。

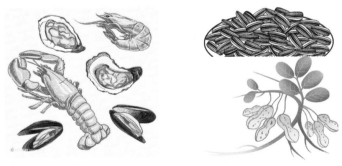

（6）膳食纤维

膳食纤维有助于消化，增加饱腹感，具有辅助降低血胆固醇和甘油三酯（三酰甘油）水平的作用。对于儿童和青少年，不推荐用含大量膳食纤维的食物来降低血糖。中国营养学会建议的成人膳食纤维参考摄入量为每天 20～30 g。我国目前尚无推荐的儿童膳食纤维摄入量，在应用时通常参考美国的相关数值。膳食纤维存在于全麦面包、谷类、豆类、水果和蔬菜等食物中。每日进食 300～500 g 蔬菜及 200 g 水果较为适宜，这适合＞6 岁的儿童及成年人。

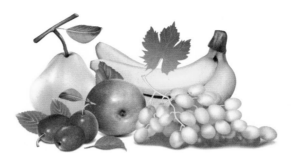

（7）水分

水是人体必需的营养素。儿童新陈代谢水平相对高于成人，对能量和各种营养素的需要量也相对较多，对水的需要量也更多。营养素在体内代谢生成水，摄入的食物也含有水分（特别是奶类、汤汁类食物含水较多），每日直接饮水量大约为需要量的一半。建议 0～2 岁婴幼儿每日每千克体重供给水 150 ml，稍大孩童和青少年每日饮水量为 1200 ml。最好的饮料是白开水。饮水不要靠近正餐时间，以免冲淡消化液，抑制儿童食欲。饮水应适量，每次 50～150ml，勤饮水，比如上午、下午各 2～3 次，晚饭后根据情况而定。

（石 劢）

28. 与控制血糖相关的食物有哪些？

（1）蜂胶

蜂胶的成分相当复杂，其中的黄酮类和萜烯类物质具有促进外源性葡萄糖合成肝糖原的作用，可辅助降低血糖。以蜂胶为主要原料加工生产的保健食品不能代替降糖药。蜂胶是否能吃，应该吃多少，建议咨询营养师。

（2）纳豆

纳豆是由小粒黄豆经纳豆菌发酵而成的一种健康食品。纳豆有改善便秘、调节肠道菌群的作用。纳豆中的纳豆菌有吞噬葡萄糖的作用,弹性蛋白酶(或称胰肽酶 E)能抑制餐后血糖升高。由于纳豆激酶不耐热,食用时不必加热,可以把纳豆当作调料,拌着蔬菜吃。纳豆只可保存三四天,应避免食用存放过久的纳豆。

纳豆含有较多的蛋白质及嘌呤成分,可诱发痛风,加重肾负担,痛风患者和高尿酸血症的患者最好不要多吃,慢性肾功能不全的患者也不宜食用。手术后及伤口未愈合的患者不宜食用。

(3)甜味剂

甜味剂是指有甜的口感,但不影响血糖的物质。人们使用甜味剂时存在的主要问题是忽视含有甜味剂食物或饮料中的其他成分,这些成分可能导致全日摄入总能量增加,造成血糖升高。常用的甜味剂包括以下几类:

1)木糖醇:木糖醇是五碳糖醇,甜度是蔗糖的 1.2 倍。在代谢初始,可能不需要胰岛素参加,但在代谢后期,就会需要胰岛素。木糖醇摄入过多会升高甘油三酯水平,促发冠状动脉粥样硬化。糖尿病患者本身就是冠心病的高发人群,因此不宜多吃。另外,木糖醇进入消化道后不被胃酶分解就直接进入肠道,吃多了会刺激胃肠,可能引起腹部不适、胀气、肠鸣。由于木糖醇在肠道内的吸收率不到 20%,容易在肠壁积累,易造成腹泻。糖尿病患者在控制饮食总量的基础上,适量吃点木糖醇食品是可以的。建议木糖醇的每天食用量不超过每千克体重 1g。需要提醒的是,添加木糖醇的"无糖"糕点不能大量摄入,因为糕点是高热量食物,吃得多了对餐后血糖影响很大。

2)甜叶菊类:是从一种甜叶菊中提取出来的甜味剂,甜度比蔗糖高 300 倍,食用后不增加热量的摄入,也不引起血糖的波动。建议食用甜菊糖苷每日每千克体重不超过 4mg。

3)氨基糖或蛋白糖类:又称为阿斯巴甜,是由苯丙氨酸或天冬氨酸合成的物质,是一种较新的甜味剂,甜度很高,对血糖和热量的影响不大。阿斯巴甜摄入量为每日每千克体重不超过

40mg。

4）果糖：是一种营养性甜味剂，进入血液以后，能一定程度地刺激胰岛素的分泌，而且果糖的代谢过程在开始阶段不需要胰岛素的作用。由于果糖的甜度很高，少量食用即可满足口感，又不至于引起血糖的剧烈波动。对于果糖的摄入量，目前尚无统一的标准。

（石 劢）

29. 糖尿病患者如何选择食物？

（1）主食类

早、午、晚三餐都要吃主食，加餐也可选用。大米、面粉等是主要的主食来源，小米、玉米、燕麦、高粱米、莜麦等粗粮也可食用，但不宜过多，每周3～4次即可。需要提醒您的是，淀粉含量高的食物如白薯、土豆、芋头等属于主食，一般100g（2两）左右薯芋类大约相当于25g（半两）的生米或生面。中国营养学会推荐主食每日摄入量为：1～3岁100～150g，4～6岁180～260g，7～18岁250～400g。

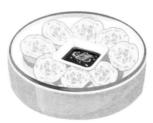

（2）蔬菜类

建议选择含糖量低、纤维素含量高的蔬菜，如瓜类菜（黄瓜、丝瓜、西葫芦等）、叶类菜（白菜、卷心菜、油菜、菠菜、韭菜等）、茄果类菜（茄子、西红柿等）等。要少吃含糖量较高的蔬菜，如胡萝卜、洋葱、蒜苗、扁豆、鲜豇豆等。中国营养学会建议每日蔬菜摄入量为：1～3岁150～200g，4～6岁250～250g，7～18岁300～500g。

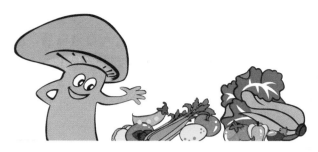

（3）蛋类、鱼虾肉、瘦畜禽肉

鼓励摄入健康肉类，即红瘦畜肉（猪、牛、羊）、去皮禽肉（鸡、鸭、鹅）、鱼肉、海鲜。鱼虾等海鲜可提供二十碳五烯酸（EPA）和二十二碳六烯酸（DHA），这两种必需脂肪酸有利于脑部和视力发育。每天保证摄入一个鸡蛋，最好是白水煮蛋、荷包蛋，这样营养素损失最小。少吃煎鸡蛋。推荐每日摄入量为：1～3 岁蛋类、鱼虾肉、瘦畜禽肉共 100g，4～6 岁鱼虾类 40～50g、禽畜肉类 30～40g、鸡蛋 1 个，7～18 岁鱼虾类 50～100g、禽畜肉类 50～75g、鸡蛋 0.5～1 个。

（4）乳制品类

母乳是 6 个月以内婴儿最理想的天然食品，按需喂奶，每天哺乳不少于 6～8 次。7～12 月龄的婴儿可以母乳喂养配合婴儿配方奶(每日 600～800 ml)，可持续至 2 岁。乳类及乳制品推荐每日摄入量为：3～6 岁 200～300g，7～18 岁 300g。

（5）大豆及豆制品

大豆加工成豆浆、北豆腐、南豆腐等豆制品，营养价值丰富。建议这类食物每日摄入量为：4～6 岁 25g，7～18 岁 30g。

（6）脂肪

建议以植物油作为主要来源。可适量吃一些坚果类零食，如花生、杏仁、核桃等。如果摄入上述食物，那么需要相应减少炒菜用油。避免摄入肥肉、动物油脂、动物内脏等。建议脂肪每日摄入量为：1～3 岁 20～25g，4～18 岁 25～30g。

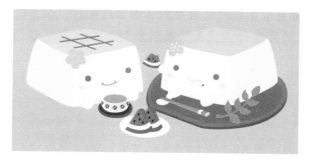

（7）水果类

血糖平稳的时候，可以选择一些糖含量低、对血糖影响小的水果，如柚子、桃、苹果、梨、李子、樱桃等。200g 左右的水果热量等同于 25g 主食，所以吃水果需要减少主食量。水果每日摄入量为：1～3 岁 150～200g，4～6 岁 150～300g，7～18 岁 200～400g。

（石 劢）

30. 如何制订营养治疗方案？

（1）参考以下公式计算孩子每日所需的热量

每日总能量（kcal）=1000+年龄×（70－100）

三大产热营养素的比率分别为：一般碳水化合物占 50%～60%，脂肪占 30%，蛋白质占 10%～20%。

（2）根据儿童用药及活动，合理安排餐次，做到定时、定量。

（3）糖尿病儿童要保证饮食中主、副食品的种类和数量，均匀分配到各餐中，避免因暴饮暴食而引起血糖波动。一般早餐可选择体积小、热量密度高的食物，如面包、包子、面条、鸡蛋、牛奶等。午、晚餐可以吃些米/面类主食、鱼/肉、豆制品、蔬菜，做到食物多样，色、香、味俱全。

（4）糖尿病儿童正处于生长发育期，运动量较大，剧烈活动前建议加餐，以防止出现低血糖。

食谱举例参见表 4。

表4 儿童糖尿病参考食谱

早餐	牛奶250ml，花卷（面粉25g），蒸蛋羹（鸡蛋50g）
加餐	饼干25g
午餐	米饭（大米100g），洋葱牛肉丝（洋葱100g，瘦牛肉50g），豆腐干芹菜（豆腐干35g，芹菜150g）
加餐	酸奶125 ml，全麦面包25g
晚餐	米饭（大米100g），香菇鸡块（香菇20g，鸡块100g），炒生菜（生菜100g），番茄冬瓜汤（番茄50g，冬瓜100g）
加餐	苹果100g

能量	1668 kcal	蛋白质	75g（18%）
脂肪	44g（24%）	碳水化合物	243g（58%）
膳食纤维	6g		

注：全日烹调油25g。

（石 劢）

31. 儿童想知道：我还能吃零食吗？

零食的概念是相对的。我们可以选择一些"健康"的零食，但一定不要吃得太多。可供选择的"零食"及一次吃的量如下：

苏打饼干5～6片，30g；全麦面包1～2片，30g；

烤馒头片1～2片，30g；煮鸡蛋蛋白1个，30g；

鲜奶（或无糖酸奶），100g；坚果1小把，15～30g；

黄瓜、西红柿、柚子、苹果，100～200g。

1型糖尿病患儿因需要用胰岛素治疗而易发生低血糖，因此建议用上述"零食"作为加餐食物，以防止低血糖的发生。加餐时间应与正餐时间分开：

早餐 6:30—7:30 　　上午加餐 9:30—10:30

午餐 11:30—12:30 　　下午加餐 15:00—16:00

晚餐 17:30—19:30 　　晚上加餐 20:00—21:00

（石 劢）

32.儿童想知道：我能吃洋快餐吗？

不要选择洋快餐！洋快餐公认的四大危害：①洋快餐多为油炸食品，可能损害孩子的智力；②煎炸过程中，高温可能产生致癌物质；③洋快餐中的含氢化油为反式脂肪酸，会促进心血管疾病和糖尿病等慢性病的发生；④洋快餐有"三高三低"的特点，即"高热量、高脂肪、高蛋白质，低矿物质、低维生素、低膳食纤维"，会导致肥胖，促发性早熟。可见，洋快餐营养不均衡，有害身体健康。因此，国际营养学界称之为"垃圾食品"。

（石 劢）

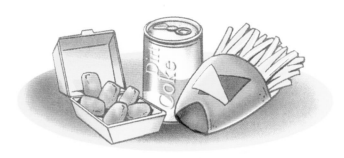

33.儿童想知道：我能喝什么样的饮料？

最好的饮料是白开水。目前市场上许多含糖饮料和碳酸饮料含有葡萄糖、碳酸、磷酸、咖啡因等物质，过多地饮用这些饮料会影响儿童的食欲，增加龋齿发生的机会，同时易使儿童摄入过多热量，导致肥胖或营养不均衡，不利于儿童正常的生长发育。因此，应严格控制上述饮料的摄入。

应说服孩子每天饮用一定量的白开水，摄入足量的新鲜蔬菜和适量水果来保证水分的供给。家长也可以用榨汁机在家中自行制作一些新鲜的蔬菜汁或水果汁来代替饮料。

（石 劢）

34. 儿童想知道：出现低血糖，我该怎么办？

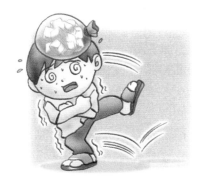

如果出现饥饿、出冷汗、紧张不安、心悸、脸色苍白、视物模糊等症状，应警惕低血糖。如果条件许可，应尽快测试指尖血糖，以确定诊断。如果当时不能测血糖，应立即食用水果糖、方糖或白砂糖，喝糖水、果汁或葡萄糖口服液。具体见问题51"如何处理低血糖？"。

糖尿病儿童需要随身携带告知卡片，一些急救食品，如饼干、糖块、水果等。如果出现低血糖，可迅速应对。若频繁发生低血糖，一定要及时就医，调整饮食、运动和用药方案。

（石 劢）

 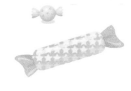 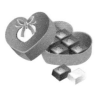

35. 儿童想知道：学校午餐我该怎么选？

选择午餐的原则：粗细搭配、荤素搭配，不挑食、不偏食，按营养师规定的食谱选择食物。可以事先将学校的菜谱记录下来，与营养师进行交流，请营养师根据儿童自身的情况制订食谱，建议孩子遵照营养师制订的食谱选择食物。如果学校食谱不太固定，选择配菜时可以选择一份肉菜；如果菜量较少，再选择一份素菜，素菜可选择白菜、油菜、黄瓜、西红柿、茄子等含糖低的蔬菜。

（石 劢）

36. 家长想知道：我的孩子吃得太多（太少）吗？

孩子每日的营养需要量，必须经过营养师的计算得到，这涉及孩子的性别、年龄、身高、体重、活动量等。在孩子确诊糖尿病后，一定要向专业营养师咨询，根据孩子的情况量身定做营养治疗方案。孩子的营养需求不是一成不变的，随着孩子的成长，还需定期随诊，及时调整。

（石 劢）

37. 家长想知道：我的孩子患有 1 型糖尿病，进餐时注射胰岛素，还需要控制饮食吗？

1 型糖尿病的营养治疗同样重要，且需要与注射胰岛素密切配合。1 型糖尿病患者胰岛功能差，血糖更容易波动。胰岛素的注射需要定时、定量，因此每天每餐的饮食也要做到定时、定量，三餐外还要保证 2～3 次加餐，避免低血糖或高血糖的发生。

（石 劢）

38. 家长想知道：我该如何给孩子调配一日三餐？

请营养师制订具体的食谱，同时讲解食物交换图表，家长可在相应的食物类别（谷薯类、蔬菜类、肉蛋类、水果类、奶制品、豆制品、油脂类）中变换花样进行选择。

各餐热量分配要均衡，正餐吃得多些，加餐吃得少些。以每日六餐为例，早、中、晚三餐摄入的能量应分别占全天总热能的25%、25%、30%，日间两次加餐各占 5%，睡前加餐应占 10%。

烹调方式要以蒸、煮、炒、炖、凉拌为主，忌油炸。尽量不给孩子选择所谓的"洋快餐"。

这里涉及食物交换份的概念，具体应用见附录1。

（石 劢）

39. 家长想知道：我该如何为孩子挑选加餐食品？

儿童作为特殊的人群，处于生长发育和脑力劳动的活跃期，营养需求旺盛。同时，患儿一般血糖波动大，胃容量小，三餐的热量摄入不足以满足一天的活动所需。因此，合理加餐更利于血糖的平稳。一般正餐提供的热量占80%，加餐占20%。加餐食品应算入一天的总热量中。

好的加餐食品是对血糖波动影响较小的食品，如苏打饼干、全麦面包、烤馍片、煮鸡蛋、鲜奶、无糖酸奶、黄瓜、西红柿、柚子、苹果等。

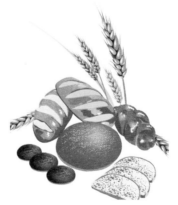

在选择成品时，除了注意外包装上的保质期外，一定要注意营养标签：①是否含白砂糖、蔗糖等；②该成品克数和总热量；③其中碳水化合物、蛋白质、脂肪的比例如何。为防止一次摄入过多，尽量选择独立小包装的便携式食品。

（石 劢）

40. 家长想知道：孩子总偷吃，我该怎么办？

首先，要找到孩子偷吃的原因，是因为按照营养师规定的量吃饭却没吃饱，还是因为没吃到营养师规定的量。建议及时与医生进行沟通，确定营养方案是否可行。

如果是孩子单方面贪食，要给孩子讲明道理，让他（她）知道自己的饮食和其他孩子没有太大差别，好的饮食习惯可以保证身体健康成长，有了医生的帮助，还可以避免肥胖和长不高等问题。

（石 劢）

41. 儿童糖尿病的饮食有什么误区？

误区一（家长）： 大米、白面没什么营养，少吃点儿更好，还降糖呢！

主食摄入不足，则总热量无法满足儿童机体生长代谢的需要，导致体内脂肪、蛋白质过量分解，长期这样会造成身体消瘦、营养不良，容易产生饥饿性酮症。另一方面，控制了主食量，但对油脂、肉蛋类食物不加控制，则过多的脂肪、蛋白质还是会转变成葡萄糖，血糖还是降不下来；同时，还增加了肝肾负担，长此以往还会引起血脂异常，促使其他并发症的发生。

误区二（家长）： 都说粗粮降血糖，我多给孩子准备些粗粮做主食。

粗粮降血糖是膳食纤维在起作用。膳食纤维虽有降糖、降脂、通便的功效，对身体有益，但是多吃就有可能增加胃肠的负担，还会影响蛋白质、钙、铁、锌等营养素的吸收，长期过多食用会造成贫血、骨质疏松等疾病。儿童摄入过量还会造成营养不良，对身体不利，应该适量食用。事实上，患儿只需要每天保证500g（1斤）左右的新鲜蔬菜，每周有3～4顿饭吃粗粮就可以了。

误区三（家长）： 孩子从小诊断为1型糖尿病，骨瘦如柴，我想让他长点儿肉是不是就不用控制他的饮食了。

患儿体重偏轻可能与疾病本身有关。当务之急是咨询营养师，给患儿制订一份个体化的饮食建议，建立"饮食-运动-胰岛素治疗"三者之间的平衡关系。儿童糖尿病与成人糖尿病饮食治疗不同，

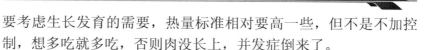

要考虑生长发育的需要，热量标准相对要高一些，但不是不加控制，想多吃就多吃，否则肉没长上，并发症倒来了。

误区四（家长）：怕孩子缺营养，我买来了糖尿病食品，据说不含糖，真是解了燃眉之急。

糖尿病食品也就是常说的无糖食品，之所以这样说是因为这些食品里不含葡萄糖或者蔗糖，其实这些食物都含有碳水化合物。碳水化合物还是糖，消化吸收以后能变成血中的葡萄糖，吃了这些食物后血糖还是会升高。另外，无糖食品含脂肪较多，患儿吃了以后会导致热量摄取超标，还会引起肥胖、血脂异常或血糖升高。事实上，如果能用普通饮食达到糖尿病营养治疗的全部目的，完全可以不吃糖尿病食品。

误区五（家长）：荤油不能吃，植物油多吃没事。

尽管植物油中含有较多的不饱和脂肪酸，但无论动物油、植物油，都是脂肪，都是高热量食物。如果不控制摄入量，就容易超过每日所规定的总热量。因此，植物油也不能随便吃。

误区六（患儿）：不甜就能随便吃。

部分患儿错误地认为，糖尿病就是少吃糖、不吃甜食，而像咸面包、咸饼干、木糖醇的点心等，就可以不加控制。其实，各种面包、饼干都是粮食做的，与米饭、馒头一样，吃下去也会在体内转化成葡萄糖，导致血糖升高。因此，这类食品可以用来改善单调的口味，提高生活乐趣，但必须计算到总热量中，不能贪吃。

误区七（患儿）：妈妈怕我缺维生素，又不让我吃水果，总让我吃黄瓜、西红柿，我实在不爱吃。

水果里所含的维生素、果胶和矿物质对孩子是有益处的。在控制碳水化合物摄入总量的前提下，可以给孩子选择一些对血糖影响小的水果作为加餐，如柚子、橙子、樱桃、草莓、苹果、梨、桃等。每天摄入不超过200g(4两)。

误区八（患儿）：家离学校远，我常常吃不上早餐。

不按时吃饭，尤其是不吃早餐，特别容易诱发餐前低血糖而发生危险。另外，少吃这一顿，往往下一顿饭量增大，进而导致血糖控制不稳定。因此，按时、规律地用药和吃饭都是很重要的。

误区九（患儿）：今天吃多了，妈妈说加点儿药就行。

小患者感到饥饿时常忍不住吃多了.家长心疼孩子，他们觉得，把原来的服药剂量加大就能把多吃的食物抵消。事实上，这样做不但使饮食控制形同虚设，而且在加重胰岛负担的同时，增加了发生低血糖及药物不良反应的可能，非常不利于病情的控制。

误区十（患儿）：我特别爱喝牛奶，口渴了就喝，每天能喝4～5盒。

牛奶是一种低能量食品，每 100g 牛奶含水分 89.8g、蛋白质 3.0g、脂肪 3.2g、碳水化合物 3.4g，其总能量是 54kcal。牛奶对生长发育的儿童来说是非常重要的，主要是因为牛奶中富含钙，每 100g 牛奶中含钙 104mg，而且易于消化吸收。但另一方面，牛奶喝多了，过多的蛋白质难以消化吸收和利用，还会增加肾的负担，对健康不利。根据中国营养学会的建议，一天牛奶的摄入量以 250～500ml 为宜，即 1～2 盒（袋）就可以了。

（石 劢）

四、运 动 篇

42. 糖尿病的运动治疗有哪些好处？

糖尿病在儿童中越来越多见，这与久坐的行为方式和肥胖密切相关。父母应尽量鼓励患糖尿病的儿童参加各种各样的活动和运动，从小培养健康的生活习惯。合理适量的运动非但没有危险，反而对糖尿病治疗十分有益。糖尿病运动治疗的好处有以下几点：

（1）增加机体对胰岛素的敏感性，减轻胰岛素抵抗。

（2）缓解轻、中度高血压。

（3）增进健康和保持适当的体重。

（4）改善血脂情况。

（5）改善心肺功能，促进全身代谢。

（6）松弛紧张的情绪，提高自信心和改善抑郁情绪。

（谢玲玎）

43. 运动中的注意事项有哪些？

运动一般使血糖下降。低血糖多见于运动中，也可于运动后的 12 小时内发生。需要注意的是，运动有时也可使血糖上升。这是由运动时体内分泌的一些激素引起的。血糖上升的时间通常比较短暂。但在胰岛素不足的情况下，剧烈的运动引致血糖上升的幅度可以相当大，甚至出现糖尿病酮症酸中毒。运动对血糖的影响因人而异，每个人需在运动前后监测血糖变化，调整进食量及运动强度，以降低发生低血糖的风险。

运动中需要注意以下几点：

（1）运动前注意检测血糖，血糖大于 15mmol/L 时不要运动。如果血糖过低，如小于 5.6mmol/L，则应加餐。

（2）运动前多饮水。

（3）切忌空腹运动。

（4）要随身携带易于吸收的碳水化合物食品，如含糖饮料等，并佩戴糖尿病患者信息卡，以备发生低血糖时采取应急措施。

（5）运动前做5～10分钟的低强度有氧热身运动，需避免屏气动作，因屏气可使收缩压升高。

（6）运动时应穿宽松的衣裤，柔软的棉线袜，合脚的运动鞋。

（7）避免高强度运动，防止意外伤害。

（8）运动结束时要做5～10分钟的整理运动，如弯弯腰、踢踢腿等，使心率逐渐恢复至运动前水平，然后再坐下休息。

（9）运动可使食欲增加，应注意控制饮食及调整药物。

（谢玲玎）

44. 哪些情况下孩子不宜运动？

（1）频繁发作低血糖。

（2）血糖未得到较好控制（血糖>15mmol/L）或血糖不稳定。

（3）合并各种急性感染。

（4）合并糖尿病急性并发症，如糖尿病酮症或酮症酸中毒。

（5）高血压未被控制。

（6）伴有心功能不全、心律失常且活动后加重。

（谢玲玎）

45. 运动时避免低血糖的方法有哪些？

（1）根据运动量的大小，运动时间的长短，调节食物和胰岛素的分配量。

（2）随身携带高糖分的食物。

（3）若运动持续时间超过2小时，应增加当天至第二天早晨血糖测试的次数。

（4）调整胰岛素的剂量及注射部位:如果胰岛素注射在腿部，会因运动而吸收加速，最好将注射位置改在腹部。可以根据运动量及运动时间的长短，减少相应时段胰岛素剂量的 10%～20%。

（5）额外进餐:运动前的血糖小于 7mmol/L 时，可于运动前 20～30 分钟进食含 10～20 g 碳水化合物的食物。运动时间若超过半小时，则应每 30 分钟再进食含 10～20 g 碳水化合物的食物。由于低血糖的情况可于运动后 12 小时才出现,如果午后做剧烈运动,建议睡前加测血糖。若血糖值小于 7mmol/L，需额外进食含 10g 碳水化合物的食物。

（6）在运动当中和运动后，尽可能找了解低血糖知识的成人或朋友陪伴孩子。

（谢玲玎）

46. 对儿童糖尿病患者运动有什么建议？

在合理膳食的基础上辅以运动疗法是改善儿童糖尿病患者状态的手段之一。

（1）运动方式:采用一些既能活动全身又容易坚持的有氧运动项目，也可配合力量训练和柔韧性训练。有氧运动包括快走、慢跑、上下楼梯、跳绳、打球、游泳、骑自行车、登山等。力量训练包括哑铃、沙袋等。柔韧性训练包括各种伸展性活动。

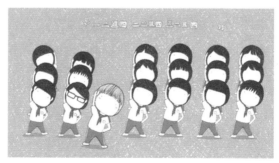

（2）运动强度:运动强度可以用脉搏来衡量。有氧运动时脉搏应达到最大心率的 50%～60%，即 110～130 次/分。开始运动时心率可以稍低一些，如 100～110 次/分。随着适应能力增强，应逐渐增加运动时间和运动次数。

（3）运动时间：每天运动 30～60 分钟，最好餐后运动，不要空腹运动。分散的运动时间可以累加，例如早上运动 15 分钟，中午运动 15 分钟，晚上运动 30 分钟，这样全天运动就有 60 分钟；也可以每天进行 6 次、每次 10 分钟的短时间运动。运动量宜循序渐进，开始每天运动的时间可以是 30 分钟，2 周后逐渐增加到 60 分钟。坚持锻炼，每周至少运动 3～4 天。长期有规律的运动有利于培养儿童糖尿病患者健康的生活方式，这不仅有利于控制糖尿病病情，而且可以延续到成年期，使其终身受益。

（4）运动时的小贴士：

1）在设计运动项目时，首先对儿童青少年进行医学检查。若有心肺功能异常，应谨慎运动，甚至避免运动。

2）活动前后要做准备活动和恢复活动，至少各 5 分钟。

3）按照要求把各种动作做准确，做到位。

4）进行活动时要循序渐进，更要长期坚持。

5）活动时注意调动儿童青少年的兴趣和积极性。

6）有氧运动和柔韧性训练结合进行。

（周　瑾）

47. 儿童糖尿病患者的运动有哪些误区？

误区一：运动量过大。

有的患者运动量贪多，想迅速改善血糖。这样做不仅不能健身，反而有损健康。不同年龄的人，只有依据自己的体质状况进行适量的运动，才能收到良好的效果。

误区二：过早、过多地进行力量训练。

儿童不宜进行大强度的力量训练。不按人体各器官不同的最佳发育期选择有针对性的运动项目进行锻炼，运动处方实施起来就不会收到好的效果。

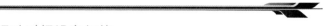

误区三：运动时间没有规律。

如果运动时间安排没有规律，就会扰乱生物钟，使内分泌与生活节奏不协调，从而影响健身效果。最好每周、每天规律地进行运动，不要断断续续。

误区四：运动和吃饭的时间不合适。

对于糖尿病儿童，建议餐后运动，严禁空腹运动。但是也要注意：饭前饭后不要从事剧烈运动，因为剧烈活动会引起消化不良，饭前运动还会增加发生低血糖的危险。

误区五：运动前不做准备活动，运动后不做放松运动。

运动前不做准备活动易造成肌肉、关节损伤，并可能出现憋气、腹痛等现象；运动后需要适度拉伸和做冷身运动，如果整理活动不当，会产生大脑缺血等情况。

（周　瑾）

五、护　理　篇

48. 糖尿病患儿生病时该怎么办？

糖尿病患儿生病时，血糖既可能升高，也可能下降，需要密切观察。生病是一种应激状态，身体需要额外的能量来对抗疾病，其他激素的分泌会增加，这些分泌能抗衡胰岛素的作用，可使血糖水平升高。另外，如果孩子呕吐和腹泻，可能会出现脱水，而脱水也可引起胰岛素抵抗，使血糖升高。

但是如果进食有困难，也要注意到使用胰岛素或者磺脲类药物而导致低血糖的危险。在这种情况下，要注意防患于未然，家长应知道孩子在不舒服的时候通常会吃什么食物，以及吃多少可以保证血糖水平不至于过低。家中要储备这类食物，并且告诫其他家庭成员不要吃。最好能在一个特定的地方放置这些食物，以便用起来能及时找到。

（1）应该做什么？

1）切记不可随意停止使用胰岛素。

2）监测血糖，至少每 4 小时一次。

3）如果不能进食，至少每小时要喝 250 ml 毫升的饮料或水。

4）充分的休息，并尽可能保持正常饮食。

5）检测尿酮体。

（2）什么时候应该看医生？

1）感觉口干、烦渴、多饮、多尿。

2）频繁拉肚子或呕吐。

3）不能进食达 24 小时。

4）发热。

5）持续高血糖。

6）尿中有酮体。

7）如果突然出现体重下降（超过原体重的 5%）、呼吸困难、既往的慢性感染加重或发生紧急情况（如骨折、昏迷等），则需尽快入院治疗。

（谢玲玎）

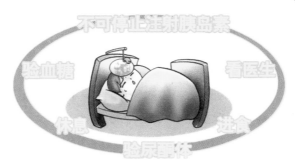

49. 什么是低血糖？

低血糖是糖尿病最常见的并发症。什么是低血糖？低血糖是由什么原因引起的？如何识别低血糖？碰到低血糖该如何处理？平时如何防止低血糖的发生？

（1）定义：糖尿病患者血糖值≤3.9mmol/L 就是低血糖。

（2）原因：

1）注射胰岛素过量。

2）服用口服降糖药不当。

3）进食量减少或进餐晚了。

4）运动量过大，或空腹进行剧烈运动。

5）饮酒，尤其是空腹饮酒。

（3）症状：与血糖水平和血糖下降速度有关。

1）轻度：饥饿、手抖、出汗、面色苍白、心跳加速、焦虑不安、注意力减退、反应迟钝等。

2）中度：头痛、腹痛、性情变化、口齿不清、视物模糊、四肢无力、神志混乱等。

3）严重：认知障碍、抽搐和昏迷；入睡后出现多汗、多梦、噩梦，次日晨起头痛，应警惕夜间低血糖。值得注意的是，有些患者反复出现低血糖后，可表现为无先兆症状的低血糖昏迷。

注意力很难集中是低血糖很常见的精神症状。当孩子出现饥饿感、嗳气、呕吐或面色苍白、出汗、胸闷、痉挛、言语不清、协调性降低时，要考虑可能是低血糖。6 岁以下的儿童发生低血糖常常不易察觉，因此学龄前儿童的血糖控制目标要放松。

（马燕芬　赵芳）

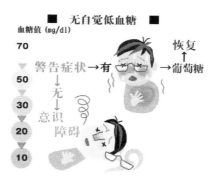

50. 如何预防低血糖？

（1）任何时候都要佩戴医疗救助卡，以方便急救人员及时发现，并了解患者的基本信息。

（2）严格按医嘱定时、定量用药。

（3）按时定量进餐，保持生活起居有规律。有可能误餐时应提前做好准备，预先进食适量的饼干或水果等；如果错过一餐，需要暂停餐前皮下注射胰岛素或胰岛素促泌剂。

（4）如果运动量增加，运动前应摄入额外的碳水化合物。避免在胰岛素作用的高峰时间运动，不要将胰岛素注射在运动区域，运动时随身携带糖块或甜点。运动中可以酌情进食一些糖块或饼干等。

（5）饮酒会增加糖尿病患者发生低血糖的风险。喝酒后，肝首先接触到血液中的酒精，并且不再释放原本存储的葡萄糖；其至在酒后 8 小时，酒精仍可能导致低血糖发生；空腹饮酒更增加低血糖风险。

（6）注意检测血糖，以便及早察觉低血糖。如果低血糖持续或频繁出现，应尽早就医。

（7）持续恶心、呕吐、不能进食者应及时就诊。

（马燕芬　赵芳）

51. 如何处理低血糖？

当患者出现低血糖反应时，需要立即进食含糖或淀粉的饮料或食物。患者在首次发生低血糖反应时，如果条件允许，应立即检测血糖值，随后参考"吃 15，等 15"的原则，即摄入 15g 的葡萄糖或其他无脂碳水化合物，等 15 分钟后再次测量血糖值。如果血糖值没有上升到正常，再摄入 15g 碳水化合物，等 15 分钟后再监测血糖。

患者发生严重低血糖伴有意识障碍时，建议周围的人拨打 120 急救中心电话。在医护人员到达之前，可以尝试从口腔给予蜂蜜或者葡萄糖凝胶，使其在颊黏膜吸收。不要口服其他食物，注意避免因无法吞咽而导致的窒息。在危机过去之后，患者要告诉医生自己发生过一次低血糖，并且严重到了抢救的地步，以便医生了解病情，分析低血糖的原因，指导或调整下一步治疗方案。

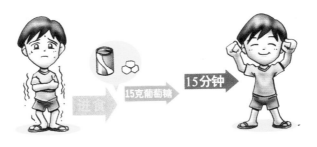

如果在固定时间一周内出现 1～2 次低血糖，一定要告知医生。改变不适当的治疗方案可以预防低血糖的发生。

如果服用阿卡波糖的患者出现低血糖，需要服用葡萄糖而不是糕点等其他碳水化合物，因为阿卡波糖会抑制多糖分解，减慢其分解吸收，在这种情况下多糖不能有效纠正低血糖。

15g 碳水化合物来源（发生低血糖时紧急吃这些就可以啦）：

（1）2～5 片葡萄糖片，视不同商品标识而定（这是最好的治疗物品）。

（2）半杯橘子汁。

（3）两大块方糖。

（4）一大汤匙蜂蜜。

（马燕芬　赵芳）

52. 糖尿病与你的双脚有什么关系？

糖尿病与你的双脚关系很密切哦。

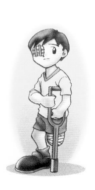

糖尿病足是导致糖尿病患者残疾和死亡的严重慢性并发症之一。根据世界卫生组织（WHO）定义，糖尿病足是指糖尿病患者由于合并神经病变及各种不同程度末梢血管病变而导致下肢感染、溃疡形成和（或）深部组织的破坏。糖尿病足是由于机体长期处于高血糖状态，造成下肢血管硬化、血管壁增厚、弹性下降、血管内形成血栓，集结成的斑块使下肢血管闭塞、肢端神经损伤，引起下肢组织病变。

（马燕芬　赵芳）

53. 日常足部护理应该注意什么？

（1）注意足部卫生，每天洗脚，但不要长时间泡脚。洗脚时水温适中，洗之前应用手、肘或温度计测试水温，水温不要超过40℃。洗完脚后用浅色毛巾擦干脚趾间的水分，并检查有无出血和渗液。

（2）最好在清洗、擦干脚后，再小心修剪趾甲，此时趾甲较软。尽量平剪，避免损伤趾甲周围皮肤，引起发炎。

（3）如果皮肤干燥，可使用润滑油或乳膏轻涂。保持脚趾间干爽。如果脚趾间因潮湿而发白，可用乙醇棉签擦拭处理。

（4）冬天脚部取暖时避免使用热水袋或暖炉，以免烫伤。

（5）不要使用鸡眼膏和较强的腐蚀液去除胼胝，避免在足部使用黏附胶布或胶带。

（6）外出时选择合适的鞋子，不要赤脚步行。

（7）不要穿有破洞的袜子，每天更换袜子。

（8）当足部有水疱、破溃或疼痛时，及时就医。

（马燕芬　赵芳）

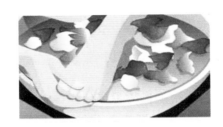

54. 如何进行足部的自我检查？

（1）每天要检查双足，观察足部皮肤颜色、温度改变，注意看趾甲、趾间、足底部皮肤有无胼胝、鸡眼、甲沟炎、甲癣、红肿、青紫、水疱、溃疡、坏死等。不要自行处理足部疾患，应及时找有经验的足部治疗师或皮肤科医生诊治，并说明自己患有糖尿病。

（2）用大头针钝的一端触碰足部皮肤，以皮肤凹陷程度看是否有刺痛感。如果无刺痛感，则表示痛觉减退。

（3）将棉签上的棉花拉出长丝轻轻划过足背及足底皮肤，看自己是否感觉得到。如果没有感觉，则表示触觉消失或减退。

（4）用冰凉的金属体触碰足部皮肤，看是否感觉到冷或凉；用 37～37.5℃的温水浸泡双脚，看是否感觉到温热。如果没有感觉，则表示双脚已有明显的温度感觉减退或缺失。

（5）用手指轻触足背，寻找有无足背动脉搏动及搏动的强弱，可以与正常人足背动脉搏动情况进行比较。如果摸不到或脉搏很细弱，表示足背动脉供血不足，这种情况常提示在足背动脉上端有大动脉血管狭窄或梗阻。

（马燕芬　赵芳）

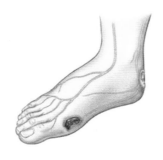 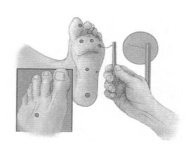

55. 怎样选择合适的袜子？

（1）袜子的上口不宜太紧，否则会影响脚的血液循环。

（2）袜子不宜太小，也不能太大。

（3）袜子的内部接缝不能太粗糙，否则可能伤害脚。

（4）最好选择白色袜子，以便及早发现异常分泌物。

（5）选用质地柔软的羊毛或棉质袜子。

（马燕芬　赵芳）

56. 怎样选择合适的鞋子？

（1）轻便合脚：采用鞋带或尼龙搭扣。

（2）特定的深度：鞋垫可以更换，深度足以容纳定制的个性鞋垫。

（3）足趾空间宽敞：圆形鞋头，足趾部有足够的宽度和深度，避免挤压。

（4）透气良好：面料选用弹力合成纤维面料或优质软皮。

（5）鞋内平整光滑：鞋内衬很少或没有接缝，防止摩擦损伤。

（6）减震的鞋底：多采用平跟橡胶鞋底。

（7）生物力学鞋垫：糖尿病患者的鞋通常还应配备特殊的鞋垫，支持生理足弓，分散足底压力，提高舒适性和抗疲劳性。

（马燕芬　赵芳）

57. 买鞋及穿鞋时有何注意事项？

（1）应在下午买鞋，因为脚在下午都会肿胀，上午试穿合适，下午则可能不合适。买鞋时，需穿着袜子试，两只脚同时试穿。

（2）每次穿鞋前应检查鞋内有无沙石等异物、鞋内衬是否平整，以免脚部因感觉迟钝而受伤。穿鞋时动作要慢。

（3）对于新鞋，穿 20～30 分钟后应脱下检查双脚是否有压红的区域或摩擦的痕迹。从每天穿新鞋 1～2 小时开始，逐渐增加穿着时间，确保及时发现潜在的问题。不要穿外露脚趾的凉鞋，也不要赤脚穿鞋。避免穿质地坚硬的鞋或长时间穿高跟鞋。

（马燕芬　赵芳）

58. 糖尿病儿童可能出现哪些心理问题？

糖尿病的发生、发展与人的性格、应对问题的方式以及承受压力的能力等心理因素有一定关系。研究表明，不良的情绪和心理状态可成为糖尿病的诱因。当人处于抑郁、焦虑、恐惧等应激状态时，身体里的一些激素会异常分泌，这时胰岛 β 细胞也会受到影响，干扰正常的胰岛素分泌，促使血糖升高。

下面我们就谈一谈患糖尿病的儿童可能存在的心理问题。

（1）否认和恐惧

患病早期，儿童通常不能很快接受这一突如其来的打击，患儿大多拒绝承认自己有病。尤其是需要注射胰岛素的儿童，因为每天都要打针，恐惧的心理占据主要地位。儿童往往拒绝化验和治疗，不注意控制饮食，甚至产生逆反心理，出现暴饮暴食。家长有时会迁就孩子，认为糖尿病无非就是血糖高些，对身体影响不大。有的家长对儿童的疾病采取无所谓、回避的态度，认为自己的孩子不会有事。这些都可能导致病情进一步发展和恶化。

（2）焦虑、抑郁和自卑

有报道称 32%的糖尿病患者存在焦虑，29%的糖尿病患者有抑郁情绪。糖尿病患儿可能由于缺乏糖尿病知识，对糖尿病有许多误解，容易产生焦虑、抑郁。注射胰岛素的儿童担心小朋友会笑话自己，可能会产生自卑心理。有的儿童心里想得过多，过分关注药物的不良反应，担心药物会影响今后的升学、就业等问题，进而影响自己的一生，由于精神高度紧张，小小年纪就出现焦虑、失眠等症状。

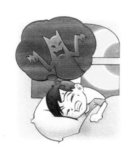

（3）"三无"（无用、无望、无助）

1 型糖尿病儿童一旦被确诊，将终身依赖胰岛素治疗，否则会出现危及生命的代谢紊乱。青少年处于求学、交友的大好时光，当患儿了解到糖尿病没有根治的可能时，常有一种愤怒的情感，怨恨"老天爷"不公平，对生活失去信心，产生无用、无望、无助的心理，情绪低落。糖尿病患者必须终身控制饮食。在家中，有的家长对患儿"百般呵护"，用大人的标准去要求孩子，孩子感到被剥夺了生活的权利与自由，有的儿童整日沉浸在悲伤的情绪中，情感脆弱，对治疗采取消极的态度。有的青少年认为患糖尿病是父母遗传的结果，将愤怒的情绪转移向父母，对父母甚至所有人采取不友好的态度，久而久之可能会出现人格改变。

（4）"三自"（自责、自罪、自杀）

患病后，儿童在学校里有些活动会被限制参加，在家中得到长辈格外细致的照顾，并且长年治疗会花费家长额外的金钱和时间，给家庭造成一定的负担，这些可能会在儿童幼小的心中压上一块重重的石头。有的孩子尽管嘴上不说，但内心感到自责、内疚，认为自己成了家庭的累赘，这可能是悲观厌世和自杀心理产生的前期阶段。个别患儿一时想不通，可能会采取极端的行动。

（5）愤怒、悲观和失望

患病时间较长的儿童可能会对治疗产生失望和对立情绪，不相信医护人员，不积极配合治疗，认为无药可医，自暴自弃，表现出一种冷漠、无动于衷的态度。还有的患儿经常唉声叹气，面带愁容，会有无名之火无处发泄的感觉，出现愤怒、悲观和失望的负面情绪。有的患儿甚至悲观厌世，产生自杀的念头。

（张静茹）

59. 家长如何应对儿童的心理问题？

上面说的都是让家长感到紧张的话题，我们只是想提醒家长多关心孩子的心理健康。如果心理不健康，单纯用药物治疗是达不到预期疗效的。请家长放心的是，糖尿病儿童完全可以和正常儿童一样学习和生活！针对儿童可能出现的心理问题，希望家长做到以下几点：

（1）接受现实，坦然面对。

家长要注意对刚得病的儿童进行及时的心理疏导，这对早期控制疾病进展十分关键。家长首先要学习有关糖尿病的知识，耐心细致地向孩子讲解高血糖的危害性和及时治疗的好处，帮助儿童认识糖尿病。尽快帮助儿童接受患病事实，克服对疾病的恐惧，帮助儿童树立战胜疾病的信心，尽快转变角色，积极配合治疗，并加强孩子对饮食、运动及科学用药的重视程度。

（2）保持心情舒畅，和儿童一起学会一些减压的方法。

1）说：找一个倾诉的对象，可以是知心好友、心理咨询师或者有经验的长辈，说出内心的恐惧和问题。有时候所面临的问题并不那么严重，只是在心慌意乱时无法冷静思考。如果能够经过倾吐、发泄，听听别人的意见，弄清问题的症结所在，找出解决方法，即可豁然开朗。

2）写：找一个专用的笔记本，感觉千头万绪、不知所措时，写出心里的困惑，然后再写出可能的解决方法，无论是否能达到目标，此种宣泄方式都可减轻内心的压力。

3）腹式呼吸：当遇到不能平静的事情时，学会腹式呼吸，也就是深深地吸一口气，把小腹鼓起来，闭气两三秒，再微微张开嘴巴，缓缓吐气，如此反复做几次，可使血液循环正常，心跳减速，心情自然较为平静。

4）运动：可带着儿童在户外找个清静地方，慢跑或步行二三十分钟，使全身肌肉松弛，紧张、压抑的情绪会随之缓解。

启发儿童寻找适合自己的减压方法，无论如何，要保持心情舒畅。

（张静茹）

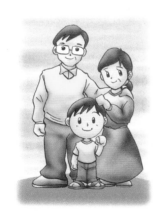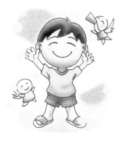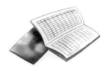

60. 糖尿病儿童如何管理好自己的情绪？

心理因素是一个容易被患者忽视的方面，尤其是儿童。当得知糖尿病将终身伴随自己时，患儿的心情是很复杂的。常见的情绪有低落、焦虑、恐惧、孤独、伤感等，患儿甚至认为前途渺茫而自暴自弃，不配合治疗。作为家长，应该怎样帮助孩子管理好情绪呢？请注意以下四个方面。

（1）觉察：儿童出现情绪反应时，家长应尽早发现，并告诉儿童情绪变化是会使血糖升高的。同时，第一时间让儿童觉察自己的情绪发生了变化。

（2）接纳：接纳就是理解，即诚实地对待自己，面对自己眼前不想相信和不想接受的一切。当你不再与自己的情绪"对着干"，不再批判自己的任何情绪时，你就能去做那些你真正喜欢的、可以让你产生价值感的事情。接纳是会产生力量的。

（3）了解：就是明白自己情绪变化的原因。要知道自己的情绪变化都是有理由和意义的，如果没有，可能是没找到。再找找，然后调整好自己的心态。

（4）行动：就是调整好心态后，把自己喜欢做又必须做的事情排在第一，以增强自信；把自己不喜欢做但又必须做的事情排在第二，力争做好；把自己喜欢做但又不必须做的事情放在最后，以陶冶性情；把自己不喜欢做又不必须做的事情放弃。这样，做起事情来就不会感到压力那么大了。

综上所述，糖尿病儿童的治疗需要"全家动员"，心理健康更需要"全家呵护"。家长应管理好自己的情绪，同时帮助和指导糖尿病儿童管理情绪，这对儿童糖尿病的综合治疗是非常有帮助的。

（张静茹）

六、治 疗 篇

61. 胰岛素对代谢有什么作用？

孩子为什么会患糖尿病？医生都会告诉家长，胰岛素分泌或作用障碍就会出现高血糖。胰岛素是胰岛 β 细胞受内源性或外源性物质如葡萄糖刺激而分泌的一种蛋白质激素。胰岛 β 细胞中储备胰岛素约 200U，每天分泌约 40U。血浆葡萄糖浓度是影响胰岛素分泌最重要的因素。空腹时，血浆胰岛素浓度是 5～15μU/ml；进餐后血浆胰岛素水平可增加 5～10 倍。

胰岛素是机体内唯一降低血糖的激素，也是唯一同时促进糖、脂肪、蛋白质合成的激素。因此，胰岛素缺乏时会导致以下结果：

（1）糖代谢紊乱：胰岛素缺乏时血糖升高。这是因为胰岛素缺乏时肌肉和脂肪组织摄取并利用血液中葡萄糖的能力减弱；肝糖原存储减少，分解增多；肝内糖异生作用增强。

（2）脂肪代谢紊乱：即脂肪合成减少、分解增强，脂肪分解和释放入血的游离脂肪酸增加，表现为甘油三脂和游离脂肪酸升高，可达正常人的 5 倍。大量脂肪酸在肝内分解，产生酮体，出现糖尿病酮症，甚至糖尿病酮症酸中毒。胆固醇合成增多，肝利用胆固醇的能力降低，可发生高胆固醇血症。

（3）蛋白质代谢紊乱：表现为蛋白质的合成代谢减弱，分解代谢增强，呈负氮平衡。由于蛋白质消耗，组织得不到修复，患者抵抗力下降，易被感染，伤口不易愈合。

（4）电解质紊乱：胰岛素缺乏时可使血钾升高。

胰岛素对人体的新陈代谢具有十分重要的作用。对于糖尿病患者，注射胰岛素能很好地控制血糖，对改善病情及预后大有益处；同时，还能减少发生糖尿病并发症的风险。胰岛素主要用于治疗 1 型糖尿病患者、口服降糖药物效果不理想的 2 型糖尿病患

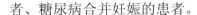

者、糖尿病合并妊娠的患者。

（赵秋玲　张知新）

62. 胰岛素分哪几类？

1922 年胰岛素开始用于临床，给糖尿病患者带来福音。最初的胰岛素是从猪、牛胰腺提取的。20 世纪 80 年代初，利用生物工程技术合成的高纯度人胰岛素用于临床。

（1）按来源不同分类

1）动物胰岛素：从猪或牛胰腺中提取并加以纯化，两者药效相同，但与人胰岛素相比，猪胰岛素中有 1 个氨基酸不同，牛胰岛素中有 3 个氨基酸不同，因而易产生抗体。少数患者可出现严重的免疫反应，如全身发痒、皮疹、发热，甚至血压下降、休克等。现已不作为首选胰岛素，少数经济欠发达地区仍在使用。

2）生物合成人胰岛素：是现阶段临床最常使用的胰岛素。利用 DNA 重组技术，将人胰岛素基因植入大肠杆菌或酵母菌，通过复制提取获得，其氨基酸排列顺序及生物活性与人体本身的胰岛素完全相同。其过敏反应较动物胰岛素少，不良反应少。

3）人胰岛素类似物：胰岛素类似物是利用生物技术将人胰岛素进行改装后的产物，其生物学特性及吸收过程更加类似进餐时的生理状态。严格意义上说，人胰岛素类似物不是真正的胰岛素，因为它在天然的生物体内并不存在。目前，已应用于临床的主要有超短效和长效人胰岛素类似物，例如赖脯胰岛素和门冬胰岛素（超短效胰岛素），以及甘精胰岛素（长效胰岛素）。

（2）按药效时间长短分类（表5）

1）超短效（速效）胰岛素：注射后 15 分钟起作用，高峰浓度出现在注射后 1～2 小时，持续 3～5 小时。

2）短效胰岛素：注射后 30 分钟起作用，高峰浓度出现在注射后 2～4 小时，持续 5～8 小时。

3）中效（低鱼精蛋白锌胰岛素）：注射后 2～4 小时起效，

高峰浓度出现在注射后 6～12 小时，持续 24～28 小时。

4）长效（鱼精蛋白锌胰岛素）：注射后 4～6 小时起效，高峰浓度出现在注射后 4～20 小时，持续 24～36 小时。

5）预混胰岛素：将超短效胰岛素与中效胰岛素预先混合在一起，可一次注射，起效快（30 分钟），持续时间长达 16～20 小时。

市场常见的两种预混胰岛素：预混胰岛素 70/30（即 30%短效胰岛素和 70%中效胰岛素的预混胰岛素），和预混胰岛素 50/50（即短、中效胰岛素各占 50%的预混胰岛素）。

常见的胰岛素种类和作用特点见表 5。

表 5　胰岛素种类及作用特点

胰岛素种类	作用起效时间（h）	峰浓度时间（h）	作用时间（h）
速效胰岛素类似物（rapid acting analogs）	0.15～0.35	1～3	3～5
门冬胰岛素（insulin Aspart）			
赖脯胰岛素（insulin Lispro）			
谷赖胰岛素（insulin Glulisine）			
短效胰岛素（常规/可溶性）[short acting insulin (regular/soluble)]	0.5	1.5～3.5	7～8
中效胰岛素锌混悬液（intermediate acting）			
半慢（猪）[semilente(pork)]	1～2	4～10	8～16
中性鱼精蛋白锌胰岛素（NPH）	2～4	4～12	约 24
胰岛素锌混合液（IZS）lente type	3～4	6～15	18～24
基础长效胰岛素类似物（basal long-acting analogs）			
甘精胰岛素（Glargine）	2～4	无	24
地特胰岛素（Detemir）	2～3	相对无峰	24
长效胰岛素（long-acting）			
特慢胰岛素（ultralente type）	4～8	12～24	20～30

由于不同研究中的参与者存在差异，1 型糖尿病和 2 型糖尿病患者对胰岛素的反应有所不同，表 5 中总结的结果可能和说明书不一致，仅供参考。

（赵秋玲　张知新）

63. 有哪些注射胰岛素的装置？

注射胰岛素是大家都知道的控制血糖的方法。注射装置包括注射器、注射笔、高压喷射注射器和胰岛素泵等。

（1）针管式注射器

一般分两种：一种是普通 1ml 注射器，要求患者根据所用胰岛素注射液的浓度进行单位换算，操作起来相对比较麻烦。另外一种是 BD 注射器（1ml 胰岛素专用注射器），具有以下几个特点：首先，患者使用 BD 注射器抽取规格为 U-40 的胰岛素时，不必再进行单位换算，比较方便；其次，针头、针身设计为一体，无死腔，也不会漏液，保证注射剂量更为准确；最后，针头纤细，表面有特殊的润滑剂，注射时几乎无痛感。针管式注射器要求无菌操作。

（2）笔式胰岛素注射器

笔式胰岛素注射器是注射胰岛素的理想器具，省去了每次抽吸药液之不便。只需转动剂量调节钮，即可调至所需注射量，且剂量准确。胰岛素注射笔可随身携带，外出旅行、出差时使用方便。针头细而短，注射时几乎不感疼痛。胰岛素注射笔要妥善保存，并做到一人专用。

（3）高压喷射注射器

这种注射器无需针头，利用高速高压将药物透过皮肤注入体内。这种创新型注射器可以大大减轻疼痛，并且没有针头，对针头恐惧的患者可以选用这种新型装置，但价格较高。

（4）胰岛素泵

胰岛素泵是目前模拟生理性胰岛素分泌方式的最好选择。它按照预设的胰岛素输注程序进行工作。速效胰岛素类似物是泵中使用最多的胰岛素类型，短效胰岛素也可在胰岛素泵中应用。详见问题 78～82(儿童糖尿病胰岛素泵疗法相关问题)。

（马燕芬　赵芳）

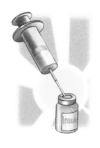
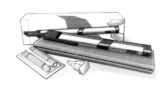

64. 胰岛素应如何储存？

胰岛素在室温下(25℃)储存 30 天后，活性不低于原来的 99%；在冰箱冷藏 30 天后，活性不低于原来的 99.9%。胰岛素不能冻存，应当储存在 2～8℃的冰箱。启用后，在 2～8℃可保存 3 个月，或在室温保留 2～4 周。

（邓昂）

65. 保存胰岛素有哪些注意事项？

无论胰岛素注射剂是否开封，都宜存储在 2～8℃的冰箱冷藏室中，不可日晒或放于冰箱冷冻室中。不要使胰岛素紧贴冰箱的内壁，这是因为有些冰箱的内壁温度较低，容易导致胰岛素结冰。可以把胰岛素放在冰箱冷藏室门上的贮存格中，这里的温度一般不会使胰岛素结冰。从冰箱中取出一只新的胰岛素注射剂时，要注意检查有无结冰现象，以免在不经意间使用了已经失效的胰岛素。并注意经常检查冰箱的温度。已开封的胰岛素保质期为 28 天，未开封的胰岛素可保存至有效期结束。注射前，需取出胰岛素在室温下放置 30 分钟。如果胰岛素刚从冰箱里拿出便注射，则温度过低会刺激注射部位。

如果使用的胰岛素是以笔芯的形式装在胰岛素注射笔中，则不宜放在冰箱中。不要把注射笔放在高温环境中，比如受到阳光直射的窗台、炕头，以及能够产生热量的家用电器如电脑、电视机、电饭锅等附近，避免因温度变化影响注射笔的使用寿命和准确度。外出旅游时携带胰岛素应避免冷、热及反复震荡。乘坐飞机旅行时，胰岛素和其他降糖药物应装入随身携带的包中。

（马燕芬　赵芳）

66. 如何处置使用过的针头？

用过的针头一定要卸下，否则可能增加污染的可能性；此外在温度变化时可能有药液流出或进入空气，引起胰岛素浓度改变，注射剂量不准。还可能因漏液而出现药液堵塞针头，严重影响治疗效果。

胰岛素注射针头上有一层特殊的涂层，可以在注射过程中起到润滑的作用，但是用过一次之后，涂层会有损坏，为了确保安全，不建议针头重复使用。

使用过的针头不应随意丢弃。可将针头套上针帽后放入专用废弃容器内。如果没有这种容器，也可使用加盖硬壳容器等不易被刺破的容器。该容器应放在儿童不易触及的地方。容器装满后，盖上盖子后再丢弃，或带到医院等卫生部门进行处理。

（马燕芬　赵芳）

67. 如何选择胰岛素注射部位？

胰岛素的注射部位包括上臂外上侧、腹部、大腿前外侧和臀部外上 1/4 处。这些部位皮下的脂肪组织有利于胰岛素的吸收，神经末梢分布得较少，注射的不舒适感觉也相对较少。其中腹部是胰岛素注射优先选择的部位，因胰岛素在腹部的吸收率最高，吸收的速度最快，又不受四肢运动的影响，特别适于注射短效、超短效胰岛素。臀部的吸收较慢，适用于注射中效和长效的胰岛素。

（1）腹部：以患者的一个拳头盖住肚脐（大约脐周 5cm 以内），在两侧距拳约一个手掌宽的范围内注射，即腹部注射需避开肚脐周围 5cm 以内的区域。

（2）手臂：应选择上臂外侧上 1/4 的部位（手臂三角肌下外侧）注射。

（3）大腿：应选择前面或外侧面进行大腿注射，避免胰岛素针头刺伤血管及神经。

（4）臀部：注射部位是从髋骨上缘往下至少 10cm 远处（臀部外上 1/4 处）。

较小的儿童可选臀部外上部位。上臂外侧对大多数儿童适宜，但较瘦的儿童可能注射到肌肉内。

注射胰岛素前应检查注射部位是否有硬结、瘢痕、红肿、破损、皮下脂肪增生及萎缩，注射时要尽量避开这些区域。按照左右对称轮换的原则，有规律地更换注射部位和区域。两次注射部位最好间隔 1cm 以上。

（马燕芬　赵芳）

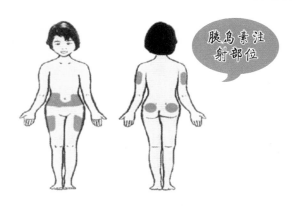

胰岛素注射部位

68. 注射胰岛素前需要准备什么？

（1）用物准备：胰岛素笔，一次性胰岛素笔专用针头，酒精棉片或 75%酒精、消毒棉签，待用胰岛素。

（2）自身准备：清洁双手及注射部位皮肤。确定吃饭时间。使用短效人胰岛素或预混人胰岛素的患者要在注射后 30 分钟进餐。

（3）装笔前准备：详细阅读使用说明书，核对胰岛素笔芯的名称、剂型和有效期，检查药瓶有无破损。

（4）安装调节：将胰岛素笔芯装入笔芯架内→按说明书摇匀胰岛素，动作要轻柔→固定胰岛素笔→沿顺时针方向旋紧针头→排气，直到针头处有胰岛素药液溢出→按医嘱调至注射的剂量。

（5）注射前准备：查看注射部位皮肤情况→选择注射部位，避开硬结、瘢痕、皮肤破损处→用75%酒精棉片或棉签消毒皮肤，消毒范围为直径大于5cm→待酒精挥发后注射。

（马燕芬　赵芳）

69. 注射胰岛素与进餐的关系如何？

速效胰岛素通常在每餐前或餐后立即注射，但餐前15分钟注射可能效果更好，尤其是早餐前。短效胰岛素通常在餐前20～30分钟注射以保证充分发挥作用。中效胰岛素或长效胰岛素类似物通常在睡前注射或者每日 2 次早晚注射，偶尔也可在早餐或中餐前注射。

（马燕芬　赵芳）

70. 如何注射胰岛素？

紧急情况下如糖尿病酮症酸中毒和手术禁食的情况下可以用短效胰岛素或速效胰岛素类似物静脉给药，其他制剂不能静脉给药。鼓励糖尿病儿童自我注射，一般 10 岁以上儿童可以独立完成。胰岛素要皮下注射，避免注射到肌肉层，否则会影响药物的吸收和疗效。

（1）进针角度的把握

为确保皮下注射顺利，不同的患者进针的角度有所不同：

1）捏起皮肤，45°角进针：适用于偏瘦者和儿童。

2）捏起皮肤，垂直进针：适用于正常体重者、偏重的青少年和肥胖者的大腿部位。

3）不捏起皮肤，垂直进针：适于肥胖者的腹部。

值得注意的是，在注射的过程中不要改变针头的注射角度。

（2）注射过程

五步操作：调准剂量→摇匀注射笔→消毒注射部位→注射→停留 10 秒。

保持与进针相同的角度拔针，按压针眼 30 秒以上，不要按摩注射部位皮肤。在使用胰岛素的过程中，要避免剧烈地震动胰岛素。注射结束后，注意卸下针头，妥善丢弃。

（马燕芬　赵芳）

注射前洗手

核对胰岛素类型
和注射剂量

安装胰岛素笔芯

预混胰岛素
需充分混匀

安装胰岛素
注射笔用针头

检查注射部位
及消毒

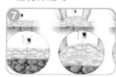

根据胰岛素注射笔所用针头的长度明确是否捏皮及进针的角度。绝大多数成人用4mm和5mm针头的无需捏皮，垂直进针即可

推注完毕后，针头置留至少10秒后再拔出

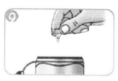

注射完成后立即旋上外针帽将针头从注射笔上取下，丢弃在加盖的硬壳容器中

71. 使用胰岛素会有药物成瘾吗？

不少家长认为使用胰岛素会导致药物成瘾、药物依赖。其中的一个主要"理由"是：孩子一旦用上胰岛素，用量就会越来越多。这是一个典型的误区。

胰岛素是正常人体自身分泌的一种激素。实际上，每个人都离不开胰岛素，没有胰岛素，机体就不能完成新陈代谢，生命也就无以维系。糖尿病患者不能分泌胰岛素或者分泌的不够用，就需要外源性胰岛素来替代或补充。在胰岛素问世之前，1型糖尿病患者都难逃悲惨夭折的结局。正是由于胰岛素在临床使用，糖尿病才成为一种可治之症。应用胰岛素对改善患者病情大有益处。即使需要长期注射胰岛素，也是因病情需要，这与近视眼需要戴眼镜、听力障碍者需要戴助听器是同一道理，这跟药物滥用造成的药物成瘾和依赖完全是两码事。

（邓 昂）

72. 使用胰岛素常见的不良反应有哪些？

（1）低血糖反应：最常见，表现为有饥饿感、头晕、软弱、出汗、心悸，甚至出现神经症状，如定向障碍、烦躁不安、语无伦次、哭笑无常，严重者昏厥、抽搐，状似癫痫，昏迷不醒，救治不及时可致死亡。

（2）过敏反应：少数患者有过敏反应，如荨麻疹、血管神经性水肿、紫癜，极个别患者有过敏性休克。此种反应多由于制剂中有杂质所致。轻者用抗组胺类药物治疗，重者须调换高纯度制剂如单组分人胰岛素。必要时还可采用小剂量多次胰岛素皮下注射脱敏处理。

（3）胰岛素性水肿：糖尿病未控制前常有失水、失钠，细胞中葡萄糖减少现象。血糖控制后4～6日可发生水钠潴留而水肿，称为胰岛素性水肿。

（4）屈光失常：胰岛素治疗过程中有时患者感觉视物模糊，

这是由于血糖迅速下降，影响晶状体及玻璃体内渗透压，晶状体内水分逸出而使屈光度下降，发生远视。这是一过性变化，不会发生永久性改变。

（5）局部皮肤改变：注射部位局部皮肤红肿、发热及皮下有小结，多见于初始治疗数周内，可能由于使用的胰岛素中含有蛋白质等杂质所致，改变注射部位后可自行消失，不影响疗效。

（6）皮下脂肪萎缩或增生：脂肪萎缩成凹陷性皮脂缺失，而皮下脂肪细胞肥大导致皮下脂肪增生，多见于小儿大腿、腹壁等注射部位，可影响吸收，须更换注射部位以保证疗效。轮换注射部位很重要。

（7）瘀斑及出血：在儿童中常见且较难避免，通常可以自愈，不必过分关注。

（邓　昂）

73. 什么样的儿童糖尿病患者需要使用胰岛素？

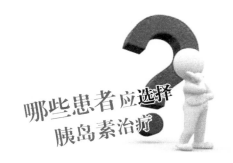

哪些患者应选择胰岛素治疗

（1）1型糖尿病患儿。

（2）需要短期应用胰岛素强化控制高血糖的2型糖尿病患儿。

（3）不能采用口服降糖药治疗的或有肝肾功能异常的患儿。

（邓　昂）

74. 常用的胰岛素治疗方案有哪些？

（1）每日2次方案：预混胰岛素、预混胰岛素类似物或自己将短效胰岛素与中效胰岛素混合，早、晚餐前使用。儿童可以使用。

（2）每日 3 次方案：预混胰岛素类似物三餐前注射。儿童慎用。

（3）基础-餐时方案：一般基础胰岛素占每日胰岛素总量的 40%～60%，余量分到三餐前使用的速效或短效胰岛素。儿童常用。

除上述常用方案外，尚有各类变通的胰岛素治疗方案。胰岛素强化治疗方案也可以通过胰岛素泵实施。

（邓 昂）

75. 儿童糖尿病患者如何调整胰岛素剂量？

初始胰岛素剂量为每日 0.4～0.5 U/kg。部分缓解期儿童每日胰岛素总剂量＜0.5 U/kg。青春期前儿童（除部分缓解期外）通常每日需要 0.7～1.0 U/kg；青春期儿童每日剂量常＞1.0 U/kg，甚至达每日 2.0 U/kg。胰岛素剂量与以下多种因素有关，包括年龄、体重、发育阶段、糖尿病病程、注射部位的状态、运动、日常生活、血糖控制情况以及是否合并其他疾病等。正确的剂量为使用后可达到最好的血糖控制效果且不引起严重低血糖，同时保证患儿的生长发育。每日胰岛素的用量在个体之间差别很大，且随着时间的推移而发生变化。因此，需要不断评价并更新。

（邓 昂）

76. 什么叫胰岛素泵？

胰岛素泵是良好控制儿童 1 型糖尿病的手段之一。在儿童 1 型糖尿病患者中，胰岛素泵可以通过模拟正常生理状况下的胰岛素分泌模式，持续地向人体内输注胰岛素，从而有效地控制血糖。

胰岛素泵是由充满胰岛素的储液器(它类似一个常规的注射器)、驱动泵运转的一小节电池以及允许使用者准确调节胰岛素输注量的电脑芯片构成。胰岛素泵又称持续皮下胰岛素输注器，是近20年来临床上用于模拟人体生理胰岛素分泌的一种胰岛素输注系统，是糖尿病治疗领域中的一种安全、有效的选择。其给药方式是通过一个泵，模拟人体正常的胰腺分泌，按生理需要进行胰岛素输注。其主要特点是机体对胰岛素吸收稳定，使血糖浓度趋于平稳，还可通过患者的生活变化（如患者有不同的用餐需要或外出旅行）和血糖变化来调节基础率（见问题78）及餐前剂量，平稳控制血糖，减少低血糖的发生，方便患者使用，延缓并发症的发生、发展。尤其适用于反复发作低血糖或患有无症状低血糖的糖尿病患者。需要注入的胰岛素一般选择短效人胰岛素或超短效胰岛素，但超短效胰岛素更适合泵的使用，因为用超短效胰岛素进行持续输注治疗，胰岛素起效快，作用消失也快，从而能更加准确地模拟正常情况下人体胰岛素的分泌，可以将居高不下的血糖很快（几个小时）控制到正常水平。

（洪 靖）

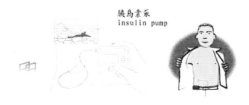

77. 胰岛素泵的工作原理是什么？

　　胰岛素泵是一种程控电子设备，可以挂在腰间，通过一个细细的小软管将胰岛素连续不断地输注到皮下以满足人体正常的生理需要。首先，储液器通过一个叫做"输注管路"的细塑料管将胰岛素输注到身体内。输注管路长61cm或107cm，末端有一个针或软管。许多人更喜欢软管，因为用助针器将软管插入皮下的时候不会感觉到疼痛。软管一般被插入到腹部的皮下。将输注管路放置到皮下的这个过程称为"插入"，很像普通的胰岛素注射。

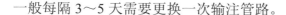

一般每隔 3～5 天需要更换一次输注管路。

（洪　靖）

78. 什么是胰岛素泵的基础率和餐前大剂量？

胰岛素泵可以根据佩戴者设定的程序，24 小时持续地输注胰岛素，并根据进餐量、运动量和血糖情况，及时调整需要输注到体内的胰岛素。

基础率是指胰岛素泵单位时间内输注胰岛素的速率，以微小剂量的胰岛素不分昼夜 24 小时连续输注。基础率可以保证患者体内的胰岛素维持一个基本量，从而将餐间和夜间的血糖控制在理想的范围内。当进食时，胰岛素泵输注的与进餐量相匹配的胰岛素"剂量"就是餐前大剂量。

（洪　靖）

79. 使用胰岛素泵时，如何计算每日的胰岛素剂量？

对于从未接受过胰岛素治疗的患者，主要根据糖尿病类型、体重及血糖水平计算胰岛素泵的初始每日胰岛素剂量。对于 1 型糖尿病患者，初始每日胰岛素剂量可以按每千克体重给予 0.4～0.5U 计算，2 型糖尿病患者按每千克体重给予 0.5～0.8U 设定。胰岛素剂量一般按基础和餐时胰岛素量（即餐前大剂量）分别占总量的 50% 左右分配。青少年糖尿病患者，由于生长发育中分泌大量应激激素，所以需要较大的基础率。餐时胰岛素分配为各餐占1/3，或者按照 2/5、1/5、2/5 分配。由于儿童生活不规律和生长的需要，餐时胰岛素用量不能完全按照计算注射，应根据进食量和餐后 2 小时血糖水平调节。例如一位 30 kg 的 1 型糖尿病患儿，初始每日胰岛素剂量=30×0.4=12U，基础率为 6U/d，三餐的餐时胰岛素分别为 2U。

对于已接受胰岛素治疗的患者，可参考皮下注射胰岛素用量计算胰岛素泵的每日胰岛素剂量。使用胰岛素泵时，每日胰岛素剂量较多次皮下胰岛素注射剂量之和少，具体用量可根据患者血糖控制情况而定。如果患者血糖控制良好，很少发生低血糖，则开始改为胰岛素泵治疗时应在原来胰岛素总量的基础上减少15%～25%。对于经常发生低血糖的患者，胰岛素泵可以按原皮下注射胰岛素总量的 70% 起始。而对于血糖较高、无低血糖的患者者，以原皮下注射胰岛素总量开始。

（洪　靖）

80. 胰岛素泵有哪些优势？

胰岛素泵是强化治疗的方式之一。经过国内外几十年的临床验证，胰岛素泵被证实可以安全、有效地用于儿童 1 型糖尿病患者的血糖控制。

（1）改善血糖控制水平：胰岛素泵疗法可以使血糖水平更加平稳，糖化血红蛋白水平大大改善。

（2）减少低血糖：胰岛素泵使用短效或速效胰岛素，同一部位用微小剂量持续输注，克服了常规注射方法中胰岛素吸收差异和吸收不良的问题，严重低血糖的发生率平均降低 85%。

（3）克服黎明现象：胰岛素泵可以分段设置夜间基础率，克服夜间低血糖和黎明现象。

（4）提高生活质量：使用胰岛素泵治疗可使患者在就餐、工作、睡眠及活动安排上获得更大的、在传统的多次注射治疗中无法获得的自由。

（5）可以延缓并发症的出现。

（洪　靖）

81. 使用胰岛素泵有哪些注意事项？

（1）我们推荐腹部作为胰岛素最佳给药部位。这个部位操作简便，且胰岛素吸收稳定。也可选择臀部上部、大腿外侧以及手臂三角肌上外侧等部位。

（2）在游泳、剧烈运动、做 X 线和 CT 检查的时候，要暂时断开胰岛素泵。例如，美敦力胰岛素泵的注射管上带有快速分离器，只要轻轻一拧，就可以很方便地将泵和身体分离，之后又可以很方便地重新连接上。如果要较长时间地离开胰岛素泵，需根据具体情况，遵医嘱用其他方法补充漏打的胰岛素。

（3）因夜间高血糖而增加胰岛素时要小心，因为有基础胰岛素在持续输注，每次增加量不可过大。

（4）开始胰岛素泵治疗时，患儿可能会不接受、不听话、说谎话，运动时忘记减少胰岛素，吃饭时又忘记注射胰岛素。因而，要求家长特别细心，有耐心。需保持生活、饮食、活动量相对稳定，否则难以调整好胰岛素用量。

（5）运动前后监测血糖。易发生低血糖的患儿可事先将餐前胰岛素用量减少 1/3 左右。患儿参加运动应结伴而行，同时备有适量的食品和糖块。

（洪　靖）

82. 关于胰岛素泵的其他问题

（1）我视力不好，能用胰岛素泵吗？

能。胰岛素泵有背景灯和声响大剂量功能。声响大剂量功能是指通过响声控制大剂量输注量，这一功能尤其对视力不好的患者有帮助。背景灯为黑暗环境下操作提供方便。

（2）儿童也可以戴胰岛素泵吗？

当然可以。美国最小的胰岛素泵佩带者是一名出生 2 周患胰腺肿瘤的婴儿。中国最小的胰岛素泵佩带者仅 2 个月大。由于儿童青少年患者处在生长发育期，饮食不固定，运动量大，因此，血糖波动大，难以控制。胰岛素泵可以帮助患儿更安全有效地将血糖控制在正常范围，从而使孩子恢复正常的生活，健康成长。

（3）胰岛素泵的输注管插入及停留在皮下，有没有痛感呢？

胰岛素泵的注射管是专门设计的，有多种选择。每一种注射管都有单独的助针器，帮助注射管针头快速、无痛地插入皮下。拔掉引导针后，只有一个不足 1cm 长的小软管留在皮下，基本没有不适的感觉。泵疗法只需每周更换一到两次新的输注管路，这与采用注射疗法每天要注射 4 次甚至更多的情况相比，所受的痛苦大大减轻。

（4）佩戴胰岛素泵安全吗？

非常安全。胰岛素泵有如下性能保证其安全运行：获得专利的安全马达技术，不会过量输注；胰岛素泵每天自动进行数百万次自检；有最大基础率和最大餐前量的限定；如果输注系统阻塞，它会报警；胰岛素即将用尽前会有提示；有低电量报警功能；手动自检功能；输注量控制精确，最小输注单位为 0.05U/h。

（5）胰岛素泵的输注部位如何选择？

我们推荐腹部作为胰岛素最佳给药部位。这个部位操作简便，且胰岛素吸收稳定。也可选择臀部、大腿外侧以及手臂三角肌等部位。

（6）佩戴胰岛素泵后，要洗澡和运动时怎么办？

在游泳、剧烈运动、做 X 线检查和 CT 检查的时候，要暂时断开泵。美敦力胰岛素泵的注射管上带有快速分离器，只要轻轻一拧，就可以很方便地将胰岛素泵和身体分离。洗完澡后又可以很方便地重新连接上。如果要较长时间地离开胰岛素泵，要根据具体情况，根据医嘱用其他方法补充漏打的胰岛素。

（洪 靖）

83. 口服糖尿病治疗药物有哪些？

得了糖尿病并不可怕，只要坚持正确的治疗方法，糖尿病是可以得到控制的。根据目前的治疗经验，除了健康饮食和合理运动，有的人需要口服降糖药来控制血糖。对于已经开始减轻体重和增加体力活动以改善血糖水平的患者，治疗 3 个月后效果不佳或者难以维持上述治疗时，应考虑启动口服降糖药物的治疗。

那么目前疗效肯定的降糖药物都有哪些呢？选择哪种才更适合自己？在服药的过程中会不会产生不良反应？根据口服药的生物作用和治疗特点可分为以下几类。

（1）帮助胰腺产生更多的胰岛素来降低升高的血糖，即胰岛素促泌剂：

1）磺脲类药物：通常在餐前 30 分钟服药，常见的不良反应包括低血糖、胃肠道不适、引起体重增加。对于胰岛功能已经完全丧失的患者，使用这类药物的治疗效果不佳。

2）非磺脲类促泌剂：与磺脲类药物作用相似，但是优点在于能够有效模拟正常人的胰岛素分泌模式，服药方式更加灵活，不需要餐前等待 30 分钟，吃饭服药，不吃饭不服药，主要不良反应是低血糖。

3）DPP4 抑制剂：可以智能地在血糖升高时促进胰岛 β 细胞分泌胰岛素从而降低血糖，而在血糖不高的时候不促进胰岛素分泌，不易诱发低血糖。与其他胰岛素促泌剂不同，DPP4 抑制剂具有不增加体重的优点，大部分患者不良反应轻微。

（2）帮助减缓食物消化和葡萄糖吸收，让血糖慢慢升上去的药物，即葡萄糖苷酶抑制剂类药物：

通常在吃第一口主食的时候吃药，并且饭里面必须要有米饭、馒头等食物它才能发挥作用。这类药物安全性高，单独使用不会引起低血糖。这类药的主要不良反应是腹胀、腹泻、腹痛、排气增多等胃肠道反应。

（3）帮助身体更好地利用胰岛素的药物：

1）双胍类药物：适用于肥胖的 2 型糖尿病患者。美国食品药品监督管理局仅批准此药用于 10 岁以上的儿童患者。此药不会引起低血糖，可以帮助部分患者减肥，常见的不良反应有胃肠道不适、腹泻。

2）增敏剂类药物：在餐前或餐后服药，不会引起低血糖，常见的不良反应有水肿，可能影响肝功能、增加体重。因为这类药物可增加心力衰竭的风险，应谨慎应用。

目前，胰岛素治疗仍是儿童糖尿病治疗中最主要的药物。除此之外，双胍类药物中的盐酸二甲双胍是目前唯一推荐用于儿童青少年 2 型糖尿病治疗的口服药物。

（4）从肾排泄葡萄糖的药物，即 SGLT-2 抑制剂（中文名为钠-葡萄糖协同转运蛋白 2 抑制剂）：这是一类新型的降糖药，可以抑制肾对葡萄糖的重吸收，使过量的葡萄糖从尿液中排出，降低血糖。具有不容易诱发低血糖，有效减重，降低心血管疾病风险等优点。不良反应主要包括生殖系统真菌感染、泌尿系统感染。

（谢玲玎）

84. 二甲双胍是怎样降血糖的呢？

二甲双胍为双胍类降糖药。它直接作用于糖的代谢过程，促进糖的无氧酵解，增加肌肉、脂肪对葡萄糖的摄取和利用。本品可抑制肠道吸收葡萄糖，并抑制肝糖原异生，减少肝糖原输出，降低糖尿病患者血糖及糖化血红蛋白水平。本品无促使脂肪合成的作用，对正常人无明显降血糖作用。本品不刺激胰岛素分泌，很少引起低血糖。1 型糖尿病患者不宜单独使用本品，而应与胰岛素合用。

（邓 昂）

85. 二甲双胍的服用剂量是多少？

建议初始剂量为 500 mg/d，分 2 次给药，逐渐加大至 1000 mg/d，进餐时服用。对于体重较大的患儿，二甲双胍的剂量可能需要增加。根据国外的研究，10～16 岁 2 型糖尿病患者使用本品的每日最高剂量为 2000 mg。不推荐 10 岁以下儿童使用本品。

（邓 昂）

86. 口服二甲双胍在体内吸收代谢的情况如何？

口服二甲双胍主要在小肠吸收。空腹状态下口服 0.5 g 二甲双胍的绝对生物利用度为 50%～60%，进食后药物的吸收速度和吸收程度会略有下降。国内试验结果表明，口服二甲双胍 2 小时后达到血药峰浓度，平均血浆药物清除半衰期约为 4 小时，可在 24～48 小时内达到稳态血浆浓度。本品主要经肾排泄，口服后 24 小时内经肾排泄 90%。

（邓 昂）

87. 服用二甲双胍的禁忌证有哪些？

二甲双胍禁用于下列情况：有肾功能损害、肝脏疾病及心肺功能异常者，有严重感染和外伤、接受外科大手术以及临床有低血压和缺氧等患者，已知对二甲双胍过敏者，维生素 B_{12}、叶酸缺乏未纠正者。当有胃肠道疾病时，或接受血管内注射碘化造影剂者，应暂时停用本品。

（邓 昂）

88. 服用二甲双胍的常见不良反应有哪些？

服用二甲双胍的常见不良反应包括腹泻、恶心、呕吐、胃胀、乏力、消化不良、腹部不适及头痛。其他少见者包括大便异常、低血糖、肌痛、头晕、指甲异常、皮疹、出汗增加、味觉异常、胸部不适、寒战、流感症状、潮热、心悸、体重减轻等。二甲双胍可减少维生素 B_{12} 的吸收，但极少引起贫血。本品在治疗剂量范围内引起乳酸性酸中毒罕见。

（邓 昂）

89. 服用二甲双胍应该注意哪些情况？

（1）二甲双胍对胃肠道有一定的刺激作用，但胃肠道刺激往往会在服用一段时间后耐受，并逐渐消失。对于部分敏感的患者，可以从小剂量开始给药，逐渐增加到可耐受的治疗剂量。另外，服用二甲双胍时还应注意其制剂的类型。服用二甲双胍的普通片时，建议最好在餐中或餐后服用；二甲双胍的肠溶片或肠溶胶囊可以在一定程度上减少胃肠道的刺激，通常可以在餐前服用，如果仍不能耐受，也可以考虑在餐中或餐后服用；对于某些二甲双胍的缓释剂型，通常建议在晚餐时服用。无论哪种二甲双胍的剂型，都应该整粒（片）吞服，不应咀嚼或破坏其完整性，以避免造成胃肠道的刺激。

（2）单独接受二甲双胍片治疗的患者正常情况下不会产生低血糖，但在进食过少或大运动量后没有补充足够的热量、与其他降糖药联合使用（例如磺脲类药物和胰岛素）、饮酒等情况下会出现低血糖，须注意。

（3）1型糖尿病患者不宜单独使用二甲双胍，而应与胰岛素合用。

（4）口服二甲双胍期间，应定期检查肾功能，以防止乳酸酸中毒的发生。接受外科手术和碘剂X线检查前，患者应暂时停用二甲双胍。

（5）应定期进行血液学检查。极少数患者应用二甲双胍出现巨幼红细胞性贫血。如确定发生上述情况应排除维生素 B_{12} 缺乏的情况。

（6）既往服用二甲双胍片治疗且血糖控制良好的2型糖尿病患者，如果出现实验室化验结果异常或临床异常，如不能解释的过度呼气、肌痛、嗜睡，特别是乏力或难于表达的不适，应当迅速寻找糖尿病酮症酸中毒或乳酸性酸中毒的证据，包括血清电解质、酮体、血糖、血酸碱度、乳酸盐的测定。无论存在哪种类型的酸中毒，都应立即停服二甲双胍。

（邓　昂）

90. 服用二甲双胍过量怎么办？

对于成人，即使二甲双胍服药量达到 85 g 也可能没有发生低血糖，但在这种情况下会发生乳酸酸中毒。儿童患者中没有相关研究，但是大剂量下出现乳酸性酸中毒的风险仍然不应忽视。儿童不能等同于"小号的成人"，考虑到儿童的生理功能较成人低，患儿用药时应严格控制剂量，避免药物过量。在良好的血流动力学的状况下，二甲双胍可以 170ml/min 的速度透析清除。因此，怀疑二甲双胍过量的患者，血液透析可以清除蓄积的药物。

（邓 昂）

七、并发症篇

91. 糖尿病并发症有哪些？

糖尿病的并发症主要是由长期的高血糖、高血脂、高胰岛素血症、动脉硬化以及微血管病变引起的，分为急性并发症和慢性并发症，其中急性并发症包括糖尿病酮症酸中毒、高血糖高渗综合征（过去称为非酮症性高渗性昏迷）和糖尿病乳酸性酸中毒，慢性并发症包括糖尿病大血管病变、糖尿病微血管病变（糖尿病视网膜病变、糖尿病肾病、糖尿病神经病变）等。

（何一凡）

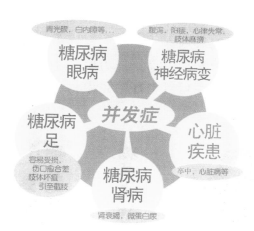

92. 什么是糖尿病酮症酸中毒？

既然血糖可以得到有效的控制，那么糖尿病还有什么危险的地方呢？殊不知控制血糖不是一朝一夕的事情，而是要每天关注。哪怕一个小小的疏忽和遗漏，也会造成严重的不良后果。糖尿病酮症酸中毒就是其中的一种危险情况。那么什么是糖尿病酮症酸中毒呢？它是由什么原因引起的？我们应怎样识别并加以预防呢？

（1）定义：糖尿病酮症酸中毒是由于胰岛素不足和升糖激素不适当升高引起的糖、脂肪和蛋白质代谢严重紊乱的综合征，临床以高血糖、高血酮和代谢性酸中毒为主要表现。1型糖尿病患者常以糖尿病酮症酸中毒起病，但在青少年2型糖尿病患者中，糖尿病酮症酸中毒很少见。

（2）原因：当体内没有足够的胰岛素（例如1型糖尿病患者忘记注射胰岛素，或因患病而需要比平常多的胰岛素）时，糖分不能进入细胞，细胞只有依靠分解脂肪来提供能量，当脂肪分解的副产品酮体超过肾能够排出的能力而在体内堆积时，即发生酮症酸中毒。

（3）常见的诱因：急性感染、胰岛素不适当减量或突然中断治疗、饮食不当、胃肠疾病、脑卒中、心肌梗死、创伤、手术、妊娠、分娩、精神刺激等。

（4）症状：口渴、多尿，乏力加重，伴体重减轻，还可出现恶心、呕吐、腹痛，呼气中有烂苹果味，严重者可出现昏睡、昏迷。

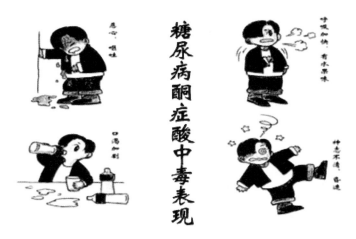

（5）处理：出现症状应及时到医院就诊，在医生指导下治疗。

使用胰岛素控制血糖。补充液体，鼓励患者多饮水。补钾，必要时补碱。去除诱因和治疗并发症。

（6）预防：保持良好的血糖控制。预防和及时治疗感染及其他诱因。增加糖尿病患者和家属对糖尿病酮症的认识。

（谢玲玎）

93. 糖尿病视网膜病变是如何发生的呢？

糖尿病视网膜病是机体长期高血糖导致的视网膜微循环病变，表现为眼底出现视网膜出血、渗出、水肿等改变，慢慢地出现缺血性的改变。长期存在缺血性改变可产生视网膜新生血管，称为增生性糖尿病视网膜病变，新生的血管非常容易破裂出血。严重的视网膜病变可以在视网膜产生瘢痕，患者可因玻璃体出血、瘢痕牵拉致视网膜脱离而失明。

（何一凡）

94. 糖尿病视网膜病变可分为哪几型呢？

根据病变发生、发展的程度，将其分为单纯型糖尿病视网膜病变和增殖型糖尿病视网膜病变两种类型。

（1）单纯型

1）视网膜出现微血管瘤或同时有小出血点。

2）视网膜出现黄白色"硬性渗出"或同时有出血斑。

3）视网膜出现白色"软性渗出"或同时有出血斑。

（2）增殖型

1）视网膜出现新生血管和（或）玻璃体出血。

2）视网膜出现新生血管和纤维增殖。

3）视网膜出现新生血管和纤维增殖，并发视网膜脱离。

糖尿病视网膜病变早期，患者可无自觉症状；随着病情的进展，患者可有不同程度的视力减退，眼前黑影飞舞，或视物变形，甚至失明。由于病变的不可逆性，预防是最重要的环节，良好地控制血糖、血压和血脂能减少糖尿病视网膜病变的发生，及早发现和治疗亦能大大降低失明的危险。因此，糖尿病患儿应定期接受眼科检查。

（何一凡）

95. 怎样早期发现糖尿病视网膜病变呢？

定期检查眼底是早期发现糖尿病视网膜病变的有效方法。特别是采用散瞳后检查眼底的方法，即使是轻微的眼底病变，也很容易被发现。可以说糖尿病视网膜病变的诊断并不难，困难的是糖尿病患者意识不到眼底检查的必要性。因此，提高患者及家长对定期检查眼底的重视程度对于早期发现糖尿病视网膜病变是非常重要的。

（何一凡）

96. 多久检查一次眼底呢？

青春期前发病的患儿，应在发病 5 年以后或青春期开始后每年进行一次视网膜病筛查；青春期后发病的患者，则在发病 2 年后每年筛查一次。通常由有经验的眼科医生进行扩瞳后的眼底检查，再进一步做彩色眼底照相。眼底荧光血管造影检查为激光治疗提供依据，是发现新生血管的重要手段。

（何一凡）

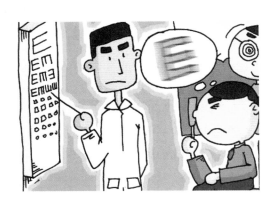

97. 糖尿病肾病是什么？分为哪几期？

人有两个肾，状如蚕豆，分别在腰椎两侧。肾的基本功能是肾单位，有 100 万～150 万个。肾单位由肾小球囊、肾小球和肾小管组成。肾单位是肾过滤身体废物的基本单位。肾小球有基底膜，是水分、蛋白质和葡萄糖等物质通过的地方。患病早期肾体积增大，肾小球滤过率增加，呈高滤过状态，以后逐渐出现间隙蛋白尿或微量白蛋白尿；随着病程的延长，出现持续蛋白尿、水肿、高血压、肾小球滤过率降低，最后病情进展至晚期，出现严重肾功能不全、尿毒症，需透析治疗。糖尿病肾病是糖尿病患儿的主要死亡原因之一。

糖尿病肾损害是一个逐渐进展的过程，根据病变进展情况和临床表现主要分为 5 期：

Ⅰ期：肾小球高滤过期，以肾小球滤过率增加和肾体积增大为特征。这种初期病变，是可逆的，经过胰岛素治疗可以恢复，但不一定能完全恢复正常。

Ⅱ期：正常白蛋白尿期。这期尿白蛋白排出率（UAE）正常（$<20\mu g/min$ 或 $<30mg/24h$），但肾小球已出现结构改变。运动后 UAE 可暂时升高，休息后可恢复。

Ⅲ期：早期糖尿病肾病期。UAE 持续为 $20\sim200\mu g/min$（$30\sim300mg/24h$）。

Ⅳ期：临床糖尿病肾病期或显性糖尿病肾病期。这一期的特点是大量白蛋白尿，$UAE>200\mu g/min$（或 $>300mg/24h$）或持续尿蛋白每日 $>0.5g$，为非选择性蛋白尿，伴血压升高。

Ⅴ期：肾衰竭期。血肌酐和尿素氮升高，伴严重的高血压、低蛋白血症和水肿。

糖尿病肾病早期，肾小球病损轻，严格控制血糖能够降低肾小球的滤过率，从而减少尿微量白蛋白的排出，使病情恢复正常。而糖尿病肾病中、晚期，肾小球病

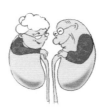

损重，治疗只能改善尿蛋白的排出，延缓病情进展，肾病变进入不可逆期。所以，糖尿病肾病的早期诊断和早期预防十分重要，糖尿病患者应定期检查尿微量白蛋白、尿蛋白和肾功能等，以便早期诊断、早期治疗。

（何一凡）

98. 怎样早期发现糖尿病肾病呢？

糖尿病肾病早期缺乏明显的临床症状，一旦出现蛋白尿，病情已不可逆转，故早期诊断极为重要。对糖尿病患者应在 6 个月内收集 3 次尿标本，如果尿微量白蛋白有 2 次以上异常，在排除了尿路感染、高血压、其他肾病、月经期、剧烈运动及血糖控制不良等因素后，即可诊断早期糖尿病肾病。国际儿童和青少年糖尿病协会建议，青春期前发病的患儿应在 5 年后或 11 岁（或青春期）后每年筛查一次尿微量白蛋白，青春期发病的患者应在发病 2 年后每年筛查一次。

（何一凡）

99. 糖尿病神经病变如何分类呢？

糖尿病神经病变是糖尿病常见的慢性并发症。长期高血糖会引起代谢障碍，组织缺血、缺氧，导致神经损伤。糖尿病神经病变包括周围神经病变、中枢神经病变和自主神经病变。

（1）周围神经病变：临床表现为对称性疼痛和感觉异常，下肢症状较上肢多见。感觉异常包括麻木、蚁走、虫爬、发热、触电样感觉，往往从远端脚趾上行，可达膝关节上，有穿袜子与戴手套样的感觉。感觉障碍严重的患者可出现下肢关节病及溃疡。疼痛呈刺痛、灼痛、钻凿痛，似乎在骨髓深部作痛，有时疼痛剧烈如截肢痛，呈昼轻夜重。患者有时有触觉过敏，甚至不能忍棉被之压，须把被子支撑起来。当运动神经受累时，肌力常有不同程度的减退，晚期有营养不良性肌萎缩。周围神经病变可双侧、可单侧，可对称、可不对称，但以双侧对称者多见。

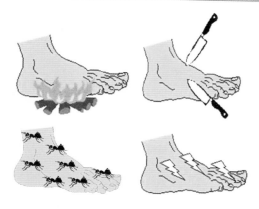

（2）中枢神经病变：有报道 12 对脑神经中除嗅神经、舌下神经外，其余 10 对神经均可受损，其中最常累及的是视神经、动眼神经及展神经。一般为双侧对称，也可为单侧受累，表现为视力障碍、复视等症状。眼底检查可见乳头炎或视神经乳头萎缩。

（3）自主神经病变：主要表现为无痛性心肌梗死、胃轻瘫、腹泻或便秘、尿潴留或尿失禁、汗腺分泌异常、男性阳痿、体位性低血压、心动过速或过缓，以及瞳孔两侧不等大、对光反射消失或减弱等。

（何一凡）

100. 糖尿病神经病变有什么危害？

神经病变影响了足的感觉，造成足部肌肉萎缩、皮肤的营养差，可能导致足的溃疡。糖尿病自主神经病变还可引起心律失常、心肌缺血、膀胱功能障碍、排尿异常、腹泻和便秘交替等，严重影响患者的生活质量。

（何一凡）

101. 糖尿病神经病变如何防治？

严重的神经病变一般是不可逆的，因为神经组织的生长和修复较其他组织慢。所以，早期预防糖尿病神经病变很关键。具体措施首先是严格控制血糖，纠正体内代谢紊乱；其次是改善神经营养；最后是改善微循环，促进神经修复。患者应定期筛查，早期防治。

（何一凡）

102. 糖尿病大血管病变有什么表现？

大血管病变是糖尿病常见的并发症之一，主要是指在中等或较大的动脉发生了动脉粥样硬化，常累及心、脑血管和周围血管。

（1）冠状动脉疾病（CAD）：与非糖尿病患者相比，男性糖尿病患者 CAD 的病死率增加了 2 倍，而女性糖尿病患者则增加了 4 倍。在糖尿病患者中，总死亡病例的 50%～60% 是由心血管疾病所致。与无糖尿病的冠心病患者相比，糖尿病合并冠心病的患者血管病变更为严重，病变范围弥漫，可累及多支血管，同一支血管常有多处受累。值得注意的是，由于常常合并心脏自主神经病变，有些患者可能只有轻微的胸痛或者没有胸痛，即所谓寂静性心肌梗死或无痛性心肌梗死。如果出现无法解释的疲乏无力，轻微体力活动既感到呼吸困难、恶心、虚脱等症状，应及时就医，接受心电图等检查。

（2）脑血管疾病：大约 15% 的 2 型糖尿病患者死于脑卒中。糖尿病患者还常常发生无症状性（或称寂静性）腔隙性脑梗死，且发生率随年龄增大而增加。在伴有高血压、血糖控制不良者中发生率更高。

（3）周围血管疾病（PVD）：糖尿病发生 PVD 的相对危险性特别高，间歇性跛行是其典型表现。文献表明，8% 的患者在诊断糖尿病时便已有 PVD，发病 20 年后 PVD 患病率可达 45%。糖尿病患者的血管病变在分布上与非糖尿病患者不同，糖尿病患者的 PVD 更易发生于膝以下的胫、腓动脉，尤其以胫动脉为多见。下肢血管病变可导致组织缺血性坏死，是发生糖尿病足的原因之一。下肢血管和神经病变可诱发缺血性溃疡、坏疽和继发感染，严重者需要截肢。有数据表明，半数以上的非创伤性下肢截肢术是在糖尿病患者中进行的。对糖尿病患者来说，高血压和高血脂都是 PVD 独立的预测因子。因此，控制"三高"（高血糖、高血压和高血脂）很重要。

（何一凡）

103. 如何预防糖尿病大血管病变？

（1）早期预防高血糖和良好地控制血糖。

（2）忌烟、限酒，限制过多摄入脂肪食品，控制总热量的摄入。

（3）适当增加体力活动，避免过度脑力劳动，防止肥胖和超重。

（4）积极控制高血压。

（5）长期纠正血脂异常。

（6）防止高凝和高黏状态，抑制血小板聚集和黏附。

（赵秋玲　张知新）

104. 糖尿病与牙周病有哪些关系？

糖尿病本身并不引起牙周炎，但该病的基本病理变化为牙周炎的出现创造了条件。糖尿病患者会出现血管壁增厚、管腔变窄，炎症反应加重，中性粒细胞功能低下，胶原合成减少，胶原酶活性升高，创伤愈合差和口腔菌群改变等病理变化。这些病理变化加速了牙周的破坏，同时，使牙周组织对局部致病因子的抵抗力下降，加重牙周的炎症。有人提出将牙周炎列为糖尿病的第六个并发症。另一方面，有严重牙周炎的糖尿病患者发生心血管疾病或蛋白尿的概率高于牙龈炎或轻度牙周炎患者，前者血糖控制远不如无牙周炎者。

（安　娜）

105. 儿童糖尿病患者如何发现和治疗牙周疾患？

如果孩子出现刷牙出血、吮吸出血、口内有异味、牙龈反复肿胀疼痛，或出现牙齿松动脱落（排除乳牙、恒牙替换的可能）等症状，应尽早到口腔医院牙周科或综合医院口腔科进行检查和治疗。

刷牙出血往往是口腔内有牙周疾患的早期表现。当有牙周疾病时，牙龈水肿，并且牙龈内大量新生血管充血扩张，通透性增加，一旦受到刷牙或咀嚼等刺激，牙龈即出血。至于牙龈出血是否由血小板低而引起这一问题，事实上绝大多数牙龈出血都是因牙周炎引起的，只有极少数的患者是因为血液病（如白血病等）所致。牙石是沉积于牙面的刺激物，主要是钙化的菌斑和软垢，形成后不容易去除。由于牙石表面容易沉积钙化的菌斑，可以刺激牙龈造成炎症。另外，牙石本身坚硬粗糙，对牙龈也有机械刺激，并且妨碍口腔卫生，故牙石在牙周病的形成过程中起着重要作用。

儿童糖尿病患者应注意口腔卫生，特别是养成良好的刷牙习惯和掌握正确的刷牙方法。如果有塞牙，应用牙线或牙签把食物残渣及时清除干净。对牙周炎最根本的治疗是彻底清除牙菌斑和牙石。糖尿病患者需要在控制全身血糖水平稳定的基础上开始牙周治疗，有时还需预防性地使用抗生素，之后再开始牙周治疗。治疗的手段有牙周洁治、刮治等，必要时还需要进行牙周手术。去除牙石是治疗牙周病的一个基础步骤，老百姓常称为"洗牙"，医学上叫做洁治。

（安娜）

106. 儿童糖尿病患者如何注意口腔卫生？

（1）幼儿在乳牙萌出后即可由家长用棉签或软塑料刷为其擦拭牙面，从小养成良好的口腔卫生习惯。

（2）培养良好的刷牙习惯。

选择牙刷：小头牙刷，尼龙刷毛，末端磨圆，刷毛平齐，刷毛软或硬度中等，3～4列，牙刷柄利于握持。

方法：将牙刷毛放在牙龈和牙齿交界处，使牙刷毛与牙面呈45°角，刷毛尖端指向牙根方向，轻轻加压，牙刷水平颤动 4～5次，颤动时，牙刷移动约 1mm，力量不可过大，防止损伤牙龈，也切忌大幅度水平拉锯式横刷。每次水平颤动后旋转牙刷，使牙刷顺牙缝竖刷。依次移动牙刷到邻近牙齿，重复同样的动作。刷咬合面时，做前后方向颤动 4～5 次，再移动至邻牙。按一定顺序刷全口牙，不要遗漏，保证刷到每个牙面。刷牙要做到每天 2～3次，每次 3～5 分钟。

早期可教孩子用转圈法刷牙，熟练后按上述方法刷牙。

（3）加强口腔健康教育，定期进行口腔检查。

（安娜）

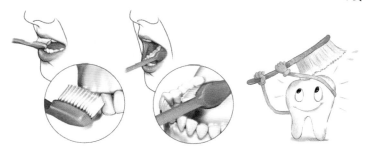

附　录

附录 1　食物交换份

　　食品交换份是将食物按照来源、性质分成几大类。同类食物在一定重量内所含的蛋白质、脂肪、碳水化合物和能量相似，不同类食物间所提供的能量也是相同的。

　　优点：①易于达到平衡；②便于了解和控制总能量；③做到食品多样化；④利于灵活掌握。

　　等值谷薯类交换份（90 千卡/份）

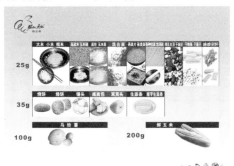

　　等值蔬菜类交换份（90 千卡/份）

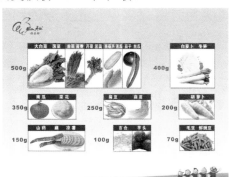

等值肉蛋类交换份（90 千卡/份）

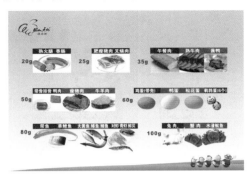

等值水果类交换份（90 千卡/份）

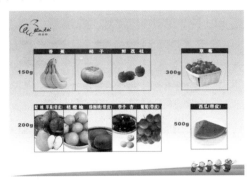

等值大豆类交换份（90 千卡/份）

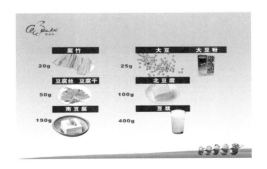

等值乳制品类交换份（90 千卡/份）

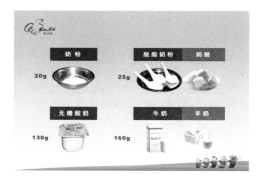

等值油脂类交换份（90 千卡/份）

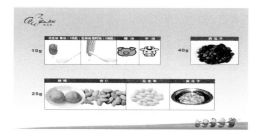

数据来源：

杨月欣，王光亚，潘兴昌. 中国食品成分表 2002. 北京：北京大学医学出版社，2002.

食品名称	重量（g）	能量（kcal）	碳水化合物（g）	脂肪（g）	1 次加餐可选（g）
豌豆黄（无糖）	100	133	26.7	0.6	50
绿豆糕（无糖）	100	349	73.4	1.0	25
茯苓饼（无糖）	100	332	84.3	0.4	30
香酥卷（无糖）	100	368	76.7	3.6	25
蛋黄酥（无糖）	100	386	76.9	3.9	25
麦片（无糖）	100	351	67.3	7.4	25
燕麦片	100	367	66.9	6.7	25
面包	100	312	58.6	5.1	30
饼干	100	433	71.7	12.7	20
曲奇饼干	100	546	59.1	31.6	—
苏打饼干	100	408	76.2	7.7	25
薯片	100	612	41.9	48.4	—
可乐	100	35	9	0	—
汽水	100	40	10	0	
橘汁	100	119	29.6		100
柠檬汁	100	26	5.5	0.2	400
喜乐	100	53	11.8	0.2	100
杏仁露	100	46	8.1	1.1	100
茶水	100	0	0	0	淡茶可代水饮

注："—"表示不推荐食用

数据来源：

1．杨月欣，王光亚，潘兴昌. 中国食品成分表 2002. 北京：北京大学医学出版社，2002.

2．杨月欣. 中国食品成分表 2004. 北京：北京大学医学出版社，2005.

附录 3 即食食品及"洋快餐"的食物能量表

食品名称	1 份（g）	能量（kcal）	碳水化合物（g）	脂肪（g）
冰激凌	100	127	17.3	5.3
奶酪	25	82	0.9	5.9
奶油	10	97	0.1	10
黄油	10	100	0	10
薯片	15	100	7	8
原味烤鸡腿堡		430	38	20
双层吉士汉堡		450	34	23
巨无霸		500	45	24
薯条（小）		250	31	12
麦乐鸡		270	15	16
玉米杯（小）		70	11	1
可乐（小）		110	26	0
雪碧（小）		110	28	0
橙汁		190	48	0

数据来源：

薄荷健康减肥网 http://www.boohee.com/food/

年龄（岁）	能量 RNI（kcal）	蛋白质 RNI（g）男	蛋白质 RNI（g）女	脂肪 AI（占总热量百分比%）	钙 AI（mg）	铬 AI（μg）	镁 AI（mg）	锌 RNI（mg）男	锌 RNI（mg）女	维生素A RNI（μgRE）男	维生素A RNI（μgRE）女	维生素D RNI（μg）	维生素B₁ RNI（mg）	维生素B₂ RNI（mg）	维生素C RNI（mg）
0~	1000+年龄×(95~100)	1.5~3g/(kg·d)	1.5~3g/(kg·d)	45~50	300	10	30	1.5	1.5	400	400	10	0.2	0.4	40
0.5~	1000+年龄×(95~100)	1.5~3g/(kg·d)	1.5~3g/(kg·d)	35~40	400	15	70	8.0	8.0	400	400	10	0.3	0.5	50
1~	1000+年龄×(95~100)	35	35	30~35	600	20	100	9.0	9.0	500	500	10	0.6	0.6	60
2~		40	40	30~35	600	20	100	9.0	9.0	500	500	10	0.6	0.6	60
3~		45	45	30~35	600	20	100	9.0	9.0	500	500	10	0.6	0.6	60
4~	1000+年龄×(85~90)	50	50	25~30	800	30	150	12.0	12.0	600	600	10	0.7	0.7	70
5~		55	55	25~30	800	30	150	12.0	12.0	600	600	10	0.7	0.7	70
6~		55	55	25~30	800	30	150	12.0	12.0	600	600	10	0.7	0.7	70
7~		60	60	25~30	800	30	150	12.0	12.0	600	600	10	0.7	0.7	70
8~	1000+年龄×(80~85)	65	65	25~30	800	30	250	13.5	13.5	700	700	10	0.9	1.0	80
9~		65	65	25~30	800	30	250	13.5	13.5	700	700	10	0.9	1.0	80
10~		70	65	25~30	800	30	250	13.5	13.5	700	700	10	0.9	1.0	80
11~		75	75	25~30	800	30	250	18	15	700	700	10	1.2	1.2	90
14~18	1000+年龄×(70~80)	85	80	25~30	1000	40	350	19	15.5	800	700	5	1.5	1.5 / 1.2	100

注：

1. 能量公式 1000+年龄×(70~100)，随年龄增长及时调整。决定(70~100)系数的因素包括年龄、肥胖程度、活动量及日常饮食习惯等。

2. RNIs：推荐摄入量，是健康个体的营养素摄入目标，可满足绝大多数个体(97%~98%)的需要。

3. Ais：适宜摄入量，个体营养素摄入目标，满足几乎所有个体的需要。

4. RE：视黄醇当量。

案例一 小胖墩儿的降糖路

王 丹 洪 靖

张某，男，20岁，职员，出生时体重超过4500g，自幼就是一个小胖墩儿。16岁时，他成了102kg的大胖子，当时他身高175cm。那个时候他每天的主食都在500g以上，喜欢吃水果，爱喝甜饮料。17岁时，他因为嫌自己太胖决定减肥，每日主食量减少1/3，肉类减少1/2。但那年元旦他总感觉口渴，尿量明显增多，体重2个月下降15kg，在家查空腹血糖13.1mmol/L，到医院门诊查糖化血红蛋白高得测不出，诊断为2型糖尿病入院。入院后他接受3次短效胰岛素配合一次中效胰岛素联合二甲双胍的降糖方案。医护人员对他进行糖尿病教育，传授糖尿病相关知识，并请营养师为他指导饮食和运动。经过近2周的胰岛素治疗，他的血糖稳步下降，空腹血糖6mmol/L左右，餐后2小时血糖7mmol/L左右。出院时他停了胰岛素，仅用二甲双胍，一次1片，一天3次。出院后他变了个人，不再像原来那样除了体育课之外没有什么运动，每周他少则四五天，多的时候几乎天天去健身房锻炼身体，每次耗时2～3小时。他按照营养师的食谱吃饭，不再喝甜饮料，只喝矿泉水或者白开水，两餐之间吃半个水果。出院3个月时，体重由入院时的84kg减至78kg。二甲双胍用量没变，复查糖化血红蛋白降至6.8%。此后体重逐渐减轻，血糖一直控制得很好，二甲双胍逐渐减量。出院1年后体重减到73kg，糖化血红蛋白6.1%，按医生要求停用二甲双胍，单纯饮食配合运动控制血糖。他再也不是大胖子了。目前他停药快2年了，多次查血糖及糖化血红蛋白均正常，其间曾复测口服葡萄糖耐量试验，血糖正常。

【点评】从张某的实例中我们高兴地看到，肥胖的2型糖尿病患儿经过1年严格控制饮食、积极锻炼，体重下降11kg，糖尿病治愈了。可见，糖尿病并没有我们想象的那么可怕，像张某一样肥胖的 2 型糖尿病患者经过正规治疗，改变不良生活方式，有希望根治糖尿病。

案例二　她与他

王　丹　洪　靖

　　她 10 岁那年被诊断患了 1 型糖尿病，从此便开始了她的抗糖之路。刚得病的前几年，家人为她四处找寻治疗糖尿病的方法。她试过耳针，扎过针灸，广告药也吃了不少，但是效果都不如人意。那时国内刚开始引进胰岛素泵。幸运的是，她的家庭条件比较宽裕，她成为一名带泵的糖尿病患者。自从应用胰岛素泵，她的血糖奇迹般地稳定下来。这么些年，她的血糖一直控制得不错，低血糖的次数也比以前少了许多。2 年前她结婚了。今年她 30 岁，尽管糖尿病病程已经 20 年，但她目前没有任何糖尿病的并发症，她的同事们甚至都不知道她有糖尿病。用她自己的话说："胰岛素泵帮我控制了血糖，让我过上了正常人的生活。也许正因为患了糖尿病，我才会早早地关爱自己的身体，会比同龄人活得更长。"她最近一次的糖化血红蛋白为 6.9%。现在，她正准备生个健康的宝宝。

　　11 岁时一次感冒后不久，他尿量增多，饮水量增加，日渐消瘦，最终因糖尿病酮症酸中毒住院。他在重症监护室里整整昏迷了 3 天，被医生诊断为 1 型糖尿病。出院后他应用两次预混胰岛素治疗。令人难以置信的是，这些年他每次去医院只是开药，竟没有做过任何检查，甚至好几年没有查过血糖。即便测出血糖高，因为没有不舒服，他也没有在意。今年他 28 岁。3 个月前因为要拔牙，他才按医生的要求检查血糖，结果早餐后 2 小时血糖高达 20 mmol/L，糖化血红蛋白 8.5%。牙科医师告诉他需要先控制好血糖才能拔牙。他第一次来我院就诊。我院内分泌科医生将其治疗方案调整为基础胰岛素联合餐时胰岛素 4 次注射。同时，检查发现他已经有了糖尿病慢性并发症，不仅有视力下降，而且出现了尿蛋白，说明糖尿病已经累及了他的眼睛和肾。这时他才意识到问题的严重性。他悔悟到，以前的自己不了解糖尿病，没把糖尿病当回事。现在他正努力地补救这十多年里对身体的亏欠。他请营养师为他制定了食谱，开始注意饮食配合运动，定期监测血糖，如期找医生复诊。

读到此处，不得不引发我们的思考，她和他同样是 10 岁左右得病，是什么原因让他们的差距如此之大呢？女主角对她的病情一直很关注，很积极。她在糖尿病发病初期就应用了胰岛素泵，血糖控制较为平稳。她的家人也成为她坚强的后盾。可悲的是我们的男主人公，本应早早应用 4 次胰岛素或胰岛素泵治疗，但他没有重视糖尿病，错过了最佳治疗时机，导致眼睛和肾都出现了问题。

【点评】从少年发病的"她"与"他"的病例中，我们可以看到糖尿病患者如果血糖控制得好，可以 20 年没有并发症，像健康人一样结婚生子。若血糖控制得不好，就会出现糖尿病并发症，后果十分可悲。糖尿病并不可怕，虽然目前还没有治愈 1 型糖尿病的方法，但是如果血糖管理得好，即便与糖尿病共存，未来也一样美好。

案例三　糖妈妈

石　劢

29 岁的王女士身高 157cm，孕前体重 52kg，怀孕 26 周时体重达到 61kg，当时做口服葡萄糖耐量试验发现空腹血糖 7.6mmol/L，1 小时血糖 10.3mmol/L，2 小时血糖 8.6mmol/L。当她被告知得了妊娠糖尿病时，感觉天都要塌了，来门诊时哭得像个泪人。内分泌科医生跟她详细讲述了糖尿病的相关知识及治疗方案。她最终按照医生的要求选择先进行饮食配合运动治疗。

营养师根据王女士怀孕前的情况及怀孕以来的体重变化，为她量身定做了一套孕中期食谱（1800 千卡）：主食 200g，蔬菜（含加餐的西红柿、黄瓜）750g，瘦肉类200g（其中50g瘦肉可与80g鱼虾或100g北豆腐互换），牛奶500g，鸡蛋1个，植物油（含坚果）30g（其中10g植物油可与15g花生或25g葵花子或15g核桃互换）。王女士需要将主食摄入量由原来的300g减到200g，改变只选择精米和白面的做法，每天选择50～75g粗粮，如小米、燕麦、玉米、荞麦等。蔬菜多选择含糖量相对较低的叶类菜和瓜类菜，尽量少选择胡萝卜、豇豆、扁豆、洋葱等含糖量相对较高的蔬菜。如选择此类蔬菜，需注意以下换算量：500g普通蔬菜可与200g胡萝卜或250g扁豆（豇豆）或250g洋葱互换。马铃薯、藕、芋头、山药等淀粉含量高的蔬菜需要与主食进行替换（其中25g生米、生面可与100g马铃薯或150g藕或150g芋头或150g山药进行互换）。保证优质蛋白质的摄入量，例如牛奶、鸡蛋、鱼虾、瘦肉等，饮食要清淡，坚果要适量。营养师还叮嘱王女士记录饮食日记，对每日进餐的时间和进餐的具体食物名称及量进行记录。如果监测了血糖，可在相应餐次的地方进行标注，这样便于查找血糖异常的原因。孕期运动要量力而行，建议在餐后1小时运动。如果体力允许的话，进行以步行为主的运动，每日运动时间20～30分钟，以运动后身体舒服、不觉疲乏为宜。并要求做好每日的饮食日记和血糖监测。

　　王女士严格按照营养师的饮食方案并配合餐后的运动。监测前两周，她的空腹血糖稳定在4.4～5.3mmol/L，仅有1次空腹血糖5.6mmol/L。通过查阅饮食日记发现，她前一晚吃了火锅，虽然涮肉吃得少，但涮菜时吃了2碗麻酱蘸料，油脂的摄入量偏高了。她的餐后2小时血糖稳定在5.6～6.7mmol/L，仅有1次晚餐后血糖7.5mmol/L，那天的饮食日记显示进餐量没有超出营养师制定的标准，但是运动记录提示那次因为家中有朋友做客，饭后没有像平常那样出门散步。可见，饮食记录和运动记录在孕期血糖控制中起到了监督作用。

　　王女士进入孕晚期时（28周），体重出现了暂时性的零增长。这时，营养师根据王女士体重变化和血糖情况，增加了水果的摄入，建议选择柚子、橘子、苹果、梨等含糖量在20%以下的水果，每日摄入 200g，定期复诊。

孕晚期，王女士的血糖长期稳定在目标值。个别血糖值不达标的时候，她都会及时与门诊医生进行沟通。印象最深的一次是，王女士为家人和自己烘焙糕点，为家人选择的是白砂糖，自己则用木糖醇，但食用时，她记错了标记，一次吃了 3 块白砂糖做的糕点，餐后血糖飙升到 13.5 mmol/L。经过仔细问诊，王女士她忽然意识到自己记错了自己预先在糕点上做的标记，问题解决了，王女士及家人都放心了。通过这几次血糖的波动，她认识到饮食和运动的重要性，在选择食物和控制摄入量方面更加用心，血糖控制得比较理想，全家人也都非常放松。孕 39 周时她顺产一名健康男婴（身长 51cm，体重 3.6kg），并成功开奶进行了母乳喂养。哺乳期间，她定期到门诊进行食谱的调整。产后半年复查口服葡萄糖耐量试验，空腹血糖 5.3 mmol/L，餐后 1 小时血糖 9.7 mmol/L，餐后 2 小时血糖 6.7 mmol/L，都在正常范围，全家都很开心。

【点评】从王女士的经历中我们看到，妊娠糖尿病的妈妈控制饮食、配合运动，监测血糖并做好糖尿病饮食记录和运动记录，同时定期请营养师指导，这些对血糖和体重的控制都非常有益。

作者简介

洪靖，医学博士，副主任医师，硕士生导师，中华医学会糖尿病分会糖尿病代谢性大血管病变学组委，中国食品科学技术学会运动营养食品分会理事。2001 年获北京协和医学院硕士学位，2006 年获丹麦奥尔胡斯大学医学博士学位。临床医疗领域为内分泌专业，专攻糖尿病。善于对初发糖尿病、难治性糖尿病、妊娠糖尿病和青少年糖尿病进行个体化诊疗。先后承担并参与欧洲糖尿病研究基金会、国家 973、国家自然科学基金、部级、院级等多项研究课题。在国内外医学专业期刊发表论文40 余篇。

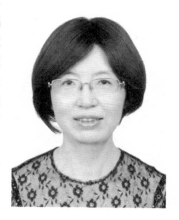

杨文英，教授，主任医师，博士生及博士后导师，中日友好医院内分泌代谢病中心主任、大内科教研室主任。曾任中日友好医院学术委员会主任、大内科主任，中华医学会糖尿病分会主任委员、中华医学会糖尿病分会荣誉主任委员，亚洲糖尿病学会（AASD）副主席，中央保健会诊专家。曾任《中华糖尿病杂志》主编，现任荣誉主编；*Journal of Diabetes Investigation* 执行编委；*Journal of Diabetes* 编委；《中华内分泌代谢杂志》

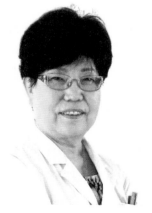

等多家杂志编委。曾获全国系统巾帼英雄、三八红旗手等称号；2012年获得北京市科技进步一等奖，中华医学会科技进步二等奖；获 2012

年度全国卫生系统先进个人；2013 年获首届亚洲糖尿病学会（AASD）糖尿病流行病学奖；2015 年获中华医学会糖尿病分会科学贡献奖；2015 年获中国医师协会-医师报 医学贡献专家。已在国内外核心期刊发表论文 450 余篇，包括 the New England Journal of Medicine，the Lancet Diabetes & Endocrinology，British Medical Journal，Circulation，European Heart Journal，Diabetes Care 等

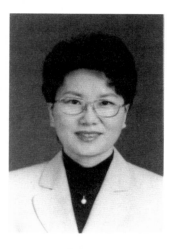

张知新，硕士学位，主任医师，教授，博士生导师，自 1987 年起一直在中日友好医院儿科工作。目前担任中华医学会儿科分会委员、中华医学会儿科分会小儿内分泌及遗传代谢学组委员、中华预防医学会出生缺陷预防与控制专业委员会委员、中国医师协会儿童健康专业委员会青春医学学组委员、北京医学会罕见病分会委员、北京市优生优育协会专家委员会常委、《临床儿科杂志》编委、《中国优生优育杂志》特约编委、《中国妇幼卫生杂志》编委、卫生部新生儿疾病筛查专家组专家、卫生部专科医师准入儿科专家组成员。曾先后进修于北京儿童医院、上海儿科研究所，长期从事小儿内分泌、遗传性代谢病的临床和科研工作，在小儿遗传代谢、内分泌疾病诊治方面积累了较丰富的经验。目前负责小儿内分泌、遗传代谢病专病门诊，包括各种原因引起的儿童肥胖症（含代谢综合征、糖脂代谢异常），糖尿病（2 型糖尿病、1 型糖尿病），矮小症（生长激素缺乏症、宫内发育迟缓、特纳综合征、家族性矮小、特发性矮小、黏多糖病），性早熟，性发育延迟，甲状腺疾病（减低或亢进），先天性肾上腺皮质增生症、糖原累积症等。主持多项国家自然科学基金和院级研究课题，并参加首都医学发展科研基金、国家 863、国家自然科学基金等项目。曾以第一获奖人获中日友好医院院级科技成果二等奖。

邢小燕，北京中日友好医院内分泌科主任，主任医师，教授，研究生导师。现任中华医学会糖尿病学分会委员，中国老年医学会内分泌代谢分会副会长，中国医师协会内分泌代谢分会常委，中国老年保健医学研究会内分泌分会常委，北京医学会糖尿病学分会副主任委员，北京师协会内分泌代谢分会副会长，中华医学会内分泌学分会肥胖学组成员。担任卫生部《医学参考报》副主编。

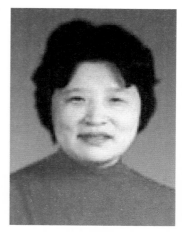

从事内分泌代谢专业 30 余年，具有丰富的临床经验。

2000 年曾赴澳大利亚悉尼大学糖尿病中心做访问学者。

2001—2012 年，荣获北京市科技进步一等奖、二等奖及三等奖，中华医学科技奖二等奖及三等奖，烟台市科技进步二等奖，中日友好医院科技进步一等奖等多个奖项。在国内外杂志发表论著、评述、综述 100 余篇。担任《中华糖尿病杂志》《中华医学杂志英文版》《中华心血管杂志》《中华全科医师杂志》《中国医刊》《中国实用内科杂志》《中华老年多器官疾病杂志》《国际糖尿病》等多个核心杂志和报刊的编委及审稿人。

安娜，副教授，副主任医师，北京口腔医学会牙周专业委员会委员。目前是北京大学口腔医学院综合二科副主任。2003年 6 月毕业于北京大学口腔医学院口腔医学牙周病学专业，获博士学位。主要从事口腔牙周病学的临床、教学与科研工作。2006 年赴奥地利维也纳医科大学牙科学院进行博士后研究。现主持及主要负责执行国家科技部、教育部基金项目各 1项。在国内外权威科技专业期刊已发表论文 6 篇，其中被 SCI 收录 2 篇。

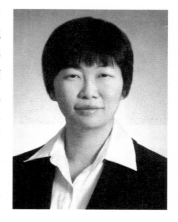

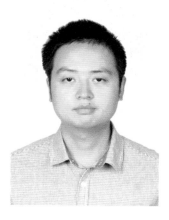

程盼贵，男，硕士，目前就职于山西省运城市中心医院儿科，师从中日友好医院儿科内分泌遗传代谢专家张知新教授。在校期间参与多项国家自然科学基金项目、北京市自然科学基金项目，发表论文8篇。主要研究方向为儿童生长发育，包括儿童肥胖、糖尿病对生长发育的影响。

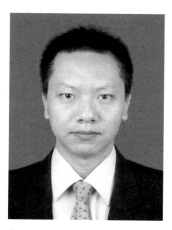

邓昂，主管药师，毕业于北京大学药学院，药学学士学位。2000年进入中日友好医院药学部工作，曾担任门诊西药房、中心药房主管，目前在临床药学室，担任内分泌科临床药师。专业方向为临床药学，擅长药物治疗分析评估、药物治疗监护及用药指导、临床药物咨询、医院用药风险评估等。

何一凡，医学学士，2003 年毕业于吉林大学白求恩医学部临床六年制，同年进入中日友好医院内分泌科工作，一直从事临床一线工作。在内分泌代谢常见疾病、危重症的诊治方面有一定的临床经验，尤其擅长初发糖尿病、青少年糖尿病和甲状腺疾病的诊断和治疗。

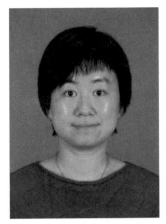

马燕芬，本科学历，中日友好医院内分泌代谢病中心主管护师，糖尿病专科教育护士。长期从事内分泌科护理临床、教学、科研和糖尿病教育工作。曾参与全国"强化胰岛素注射管理教育"及"糖尿病胰岛素结构化管理项目"课题研究。现在全国及北京地区的糖尿病教育护士培训基地担任带教工作，参与授课。为了更好地为患者服务，定期与医生、营养师合作举办糖尿病教育讲座，并为患者提供一对一糖尿病教育与护理指导。

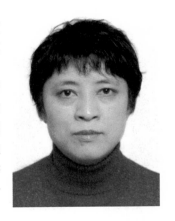

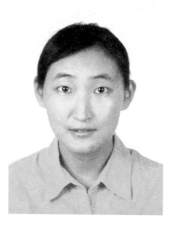

石劢，中日友好医院营养科医师，2006 年毕业于山东大学公共卫生学院营养与食品卫生研究所，同年获得医学硕士学位。主要从事糖尿病、高血压、肾病、恶性肿瘤等各类疾病的营养治疗，尤其擅长为儿童、孕产妇等不同人群提供个性化的营养咨询和饮食指导。参与国家级课题 3 项，在核心期刊上发表学术论文近 20 篇，曾获"达能营养中心青年科学工作者论坛优秀论文奖"，参编营养专业书籍 5 本，长期致力于临床营养教材和营养科普图书的编写工作。

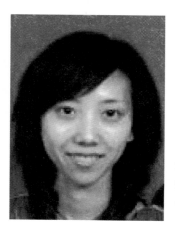

谢玲玎，医学博士，主治医师。2008 年毕业于北京大学医学部临床医学系，获内分泌专业博士学位，毕业后一直于中日友好医院内分泌科工作至今。一直于临床一线工作，主要从事糖尿病以及甲状腺、肾上腺、垂体功能异常等内分泌和代谢疾病的诊断治疗及科研工作。特别是在肥胖症的诊治方面有一定造诣。在各类医学期刊发表论文数篇。

张静茹，国家二级心理咨询师，副研究员，现任中国中医科学院广安门医院药剂科专职党支部书记。毕业于北京师范大学心理学院。主持和参加国家十五攻关项目子课题，北京市重大科技项目子课题，国家中医药管理局、中国中医科学院苗圃工程及广安门医院科技项目等多项课题研究。发表学术论文20余篇。擅长心理培训和心理咨询，曾经培训过的主题有：情绪管理、在压力下成长、学习型团队建设、管理员工的艺术、沟通和团队执行力。咨询内容有：心理危机干预，恋爱、婚姻、家庭、升学和就业的选择、学习困难、人际关系等生活问题。

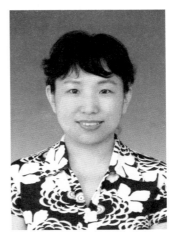

赵芳，副主任护师，中日友好医院大内科护士长。从事内分泌临床护理工作27年。曾赴挪威、日本、美国、香港等地学习慢性病护理及糖尿病患者教育与管理。现兼任中华护理学会糖尿病专委会主任委员、中华医学会糖尿病学分会糖尿病教育与管理学组副组长、北京护理学会内分泌专委会委员、《中华护理杂志》编委。作为全国糖尿病专科护理带头人，组织并领导中华护理学会糖尿病专业委员会的各项工作，负责中华医学会糖尿病分会糖

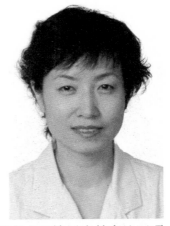

尿病教育学组继续教育工作，参与糖尿病教育者及糖尿病教育认证项目，并参与全国及北京地区糖尿病教育护士培训基地的带教工作及授课，组织并策划中日友好医院糖尿病患者教育活动。带领中华护理学会糖尿病专委会所有委员开展"我国各层级糖尿病专科护士核心能力

调查"项目，该项目于2014年4月获欧洲糖尿病护士基金会（FEND）等机构开展的国际护理竞赛项目Care Challenge最佳项目奖。同时，参与多项全国糖尿病相关课题的调研及《中国糖尿病护理及教育指南》相关部分的编写。

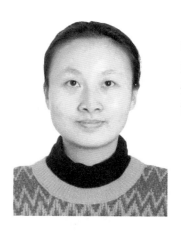

赵秋玲，硕士，师从中日友好医院儿科内分泌遗传代谢专家张知新教授，目前就职于北京市朝阳区妇幼保健中心儿童保健科。目前发表SCI论文1篇，核心期刊论文3篇。

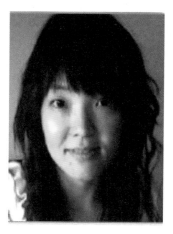

周瑾，医学硕士，博士，高级工程师，中国食品科学技术学会运动营养食品分会副秘书长。2003年毕业于中国医学科学院阜外医院生化与分子生物学专业，获得硕士学位。获北京体育大学运动人体科学专业博士学位。作为主要负责人，承担过多项国家级、部级及市级科研课题。近10年从事运动营养专业的科研和应用技术研发工作。